JN246162

糖尿病のある人
person with diabetes
の診かた

編著

寺内康夫

横浜市立大学大学院医学研究科
分子内分泌・糖尿病内科学教室 教授

中外医学社

執筆者一覧（執筆順）

寺内康夫　横浜市立大学大学院医学研究科 分子内分泌・糖尿病内科学教室 教授

石井　均　奈良県立医科大学 医師・患者関係学講座 教授

山川　正　みなとみらいクリニック 院長

南　太一　済生会横浜市南部病院 糖尿病・内分泌内科

田島一樹　とつか駅前糖尿病・甲状腺クリニック 院長

北谷真子　天理よろづ相談所病院 白川分院 内科

山﨑真裕　京都第二赤十字病院 代謝・内分泌内科

細井雅之　大阪市立総合医療センター 糖尿病・内分泌内科 部長

玉井杏奈　大阪市立総合医療センター 糖尿病・内分泌内科 医長

井坂吉宏　大阪市立十三市民病院 糖尿病・内分泌内科 医長

髙橋謙一郎　大和市立病院 糖尿病・内分泌内科 担当部長

皆川冬樹　Future Medical Support G.K. 代表（元 みなかわ内科クリニック）

山田佳彦　国際医療福祉大学熱海病院 糖尿病・代謝・内分泌内科

松澤陽子　松澤内科・糖尿病クリニック 院長

八幡和明　長岡中央綜合病院 糖尿病センター センター長

関根　理　淡海医療センター 糖尿病センター・糖尿病内分泌内科 糖尿病センター長

手納信一　手納医院 院長

川地慎一　NPO 法人岐阜糖尿病コミュニティーズ

熊倉　淳　医療法人社団誠杏堂 熊倉医院 院長

目次

企画趣旨
～糖尿病のある人(person with diabetes：PwD)の診かた～

糖尿病患者と「糖尿病のある人（person with diabetes：PwD)」の違い

病を診ずして人をみる（診る)，全人的な医療．医学生時代から皆さんが教えられてきた，医師に求められる姿勢です．しかしながら，診療現場では，血糖管理や，合併症の定期的なチェックに追われて，「糖尿病のある人（PwD)」の気持ち，生活の質（QOL)，価値観を共有し，その実現のために医療を実践されているでしょうか．

また，「生活習慣病」の範疇に含まれる高血圧症，脂質異常症，高尿酸血症などと比較して，PwDの心理的負担・ストレスが高いこと，糖尿病者の性格・能力まで低く評価する偏見感情（スティグマ）が存在することを認識されているでしょうか．

本書は糖尿病診療における医師・患者関係を多角的に捉え，個々の患者に向き合う際に医療者がとるべき姿勢について，読者の皆様に考えていただくことを目的として企画しました．

PwDがさまざまな疾患を発症しても，自責感，劣等感を感じさせない医療者の姿勢

糖尿病診療をされている方でしたら，当然の認識だと思いますが，長年，PwDを診ていると高血圧，脂質異常症，肥満，糖尿病性神経障害，糖尿病性網膜症，糖尿病性腎症，冠動脈疾患，脳血管障害，末梢動脈疾患などを合併します．また，PwDが歳を重ねることで頻度が増えてくる疾患として，サルコペニア，フレイル，悪性腫瘍，認知機能障害などが挙げられます．高血糖状態では歯周病や感染症に罹患しやすく，治りにくいことも知られています．こうした多疾患併存状態を英語でmultiple comorbiditiesと呼ぶこともあります．これは医療者の失敗でしょうか，糖尿病者の努力不足でしょうか．

今から30年前の糖尿病診療の現場では，あるところまで腎機能が低下すると元に戻ることはない，point of no returnという認識が存在しました．実際，坂

道を転がるように腎機能が悪化していくことが多かったように思います．そして，維持透析を導入されたとしても，ほとんどの方が数年以内に亡くなったように思います．しかし，今は全く状況が変わりました．すばらしい医療革新です．腎機能悪化を抑制する，あるいは腎機能を改善する治療法が日常診療で可能となるとともに，維持透析を導入された方の予後も劇的に改善しました．日常生活での制約はあるものの，10 年以上維持透析されている方も身近に大勢います．

糖尿病であるというだけで性格・能力まで低く評価される人が，さまざまな疾患が併存したとき，どんな思いをされるか，今までの治療をどう振り返るか，そしてこれからの治療をどう考えるか，想像されたことはありますか．

こうした状況を鑑みたとき，PwD がさまざまな疾患が併存しても，自責感，劣等感を感じさせない医療者の姿勢が大事なのです．居心地のよさ，大事です．ここではほっとできる．何より自分のことをわかってくれる人がいる．どんな状況になっても，前向きな姿勢を阻害することは慎むべきです．医療者とすれば，あの時こうしておけばよかったと反省することはあるでしょう，しかし，目の前の PwD に，そのことを言っても現実は変わりません．これからの診療に反映させればいいのです．そして，可能であれば，PwD に寄り添い，これからもずっと一緒だという姿勢・覚悟を見せ，安心していただけるとよいです．人は必ず死にます．「この先生・医療スタッフに巡り合えてよかった」と口に出さなくても，心の中で思ってくれる PwD が一人でも増えたらよいではないですか．

本書内での言葉の使い方

合併症：糖尿病との因果が確定している疾患．糖尿病性神経障害，糖尿病性網膜症，糖尿病性腎症は糖尿病性細小血管症であり，慢性高血糖が細小血管障害を進行させます．一方，冠動脈疾患，脳血管障害，末梢動脈疾患などの糖尿病性大血管症は高血圧，脂質異常症，喫煙なども悪化要因ですが，高血糖状態が続くことにより病態が悪化しますし，糖尿病に特異的な病態（糖尿病者で認められる冠動脈 3 枝病変など）を引き起こすことが知られているので，合併症と呼びます．

併存症（併存疾患）：因果はあったとしても薄く，非糖尿病でも一定の確率で生じる疾患．糖尿病が悪化の一因ではありますが，糖尿病以外の要因も大きく関与します．その人の性格や日常生活に問題があるわけでもありません．サルコペニア，フレイル，悪性腫瘍，認知機能障害などが，これに該当します．糖尿病で悪性腫瘍の頻度が増える機序として，糖尿病の遺伝素因は全く関係なく，糖尿病を発症・進展させる環境要因（赤肉・加工肉の過剰摂取，野菜・果物・食物繊維の摂取不足，身体活動量の低下，過剰飲酒），肥満，喫煙，高インスリン血症・インスリン抵抗性，高血糖やそれに伴う酸化ストレスが報告されています．

血糖管理がうまくいかない，さらにさまざまな疾患に苛まれるPwDの人間性・人格・能力に偏見感情を抱いていないか

糖尿病医療環境を少しでも改善する目的で，さまざまな方と意見交換しています．医療行政を担う政治家や行政官も含まれます．その際，糖尿病に対する認識・理解を尋ねると，必ずと言っていいほど，PwDの人間性・人格・能力に偏見感情を抱いていることがわかります．つまり，PwDのイメージがステレオタイプ化されているのです．

糖尿病診療をされている方でしたら，当然の認識だと思いますが，PwDの中には，性格や自己管理能力に問題を有する方もいますが，そうでない方のほうが圧倒的に多く，また，現代日本では普通に生活していても糖尿病を発症することが多いのです．PwDの中には，職業・家庭事情のために無理した生活を送ったことが，糖尿病発症の誘因となった方もいるでしょうが，それは責められるものでしょうか．

また，「性格や自己管理能力に問題を有する」と医療者が判断する場合でも，実は医療者側の主観・決めつけにすぎない可能性はないでしょうか．PwDは自分ができる範囲で頑張っているのに，医療者が社会の一般基準で考えるから，性格や自己管理能力に問題があると判断しているだけではないでしょうか．結果だけで判断するのではなく，過程をふまえて評価することができれば，もっとフラットにPwDと付き合えるようになると思います．

医師はとかく自分の価値観・判断基準を他者にも押し付けがちです．自分もよく反省します．人間，みんな顔かたちが違えば，考え方も違います．実際，日本糖尿病学会は2型糖尿病の評価軸として，① 年齢，② 併存疾患（糖尿病関連以外のもの），③ 基本的生活習慣，④ 動機付けの強さなどの心理的要素，⑤ 治療への取組み度の強さ，糖尿病の知識，セルフケア能力，経済力等の個人的資質，⑥ 家族や地域社会からのサポートなどの社会的要素など患者側の要素を設定し，「1000万通りの個別化医療」を唱えています．

生活習慣病という医学用語自体に問題があるという指摘もあります．「疾患感受性を有する方が，生活習慣要因も加わって発症・進展する疾患群」が生活習慣病であって，生活習慣の問題だけで発症するわけではないのです．また，2型糖尿病の場合，肥満の有無にかかわらず，インスリン分泌低下を認めることが多く，この原因の多くは遺伝的なものと想定されています．糖尿病発症後は高血糖自体が膵β細胞の機能・量に負の影響を及ぼすこと（高血糖毒性）が知られており，問題なのは生活習慣ではなく，血糖マネジメントが不十分なことです．

こう考えると，糖尿病発症において，生活習慣の果たす役割は限定的なものだとおわかりいただけるでしょう．ただ，血糖マネジメントがうまくいかない場合には，生活習慣に何かしらの問題があることが多く，医療者は，こうした問題を早期に見出し，適切な介入・支援を行うことで，不適切な状態が続かないように配慮しないといけません．

スティグマが発生する機序，スティグマに対して患者はどう応答するか

一般市民が，糖尿病に対して抱く画一的な偏見感情がスティグマです．日本糖尿病学会・日本糖尿病協会は「偏見にNO」という社会活動を展開しています．こうした活動は欧米で盛んですが，アジア諸国では日本以上に遅れているのが現状です．

糖尿病のことを必ずしも理解していていない，周りにPwDがいない一般市民がなぜPwDをステレオタイプで捉えるのでしょうか．この現象は程度の差こそあれ，世界共通の現象です．同じ糖尿病でも，1型糖尿病者は乳児・幼児から成人，高齢者までさまざまな方がおり，性格・能力の点で偏見の目で見られることはありません．たとえ，2型糖尿病と混同されて偏見を受けたとしても，そうした社会に対して正当に闘うことができます．しかし，2型糖尿病者は闘うことが難しいです．

一般市民が糖尿病者をステレオタイプで捉える現状に対して，医療者が今すぐにでもできることがあるように思います．それは，糖尿病者はさまざまであって，すべてのPwDの人間性・人格・能力に問題があるわけではないことを，私たち医療者がきちんと発信することです．もう一つは，生活習慣をどう捉えるかです．現代日本では，普通に生活していても，高カロリーで脂質リッチな食事になりがちです．また，身体活動量を増やそうと思っていても，身体状況，自然現

象，社会情勢，職場環境などの制約があるために，実現不可能な方もいます．そうした状況にもかかわらず，上から目線で「生活習慣に問題あり」と判断する医療者がまだまだ多いように思います．それぞれの状況をよく理解したうえで，どこに問題があるのか，どこをどう変えたら解決に向かうのか，100 人いれば 100 通りの具体的な生活支援を提案していただきたいです．

「しっかり糖尿病治療に取り組まないとから合併症・併存症を発症する！」は正しいのか

ひと昔前の糖尿病治療では，「目がつぶれる」「透析生活が待っている」など，脅し賺しの台詞が使われることが多かったように思います．しかし，診断技術，治療技術が格段に向上し，画期的な薬物療法も登場した現在，糖尿病者自身が正しく糖尿病や合存症・併存症の病態，治療法を理解することこそが前向きに治療に取り組み，高い QOL を保つ秘訣と考えられています．この点については，CHAPTER 5 の松澤先生のコーチングの項を参照ください．

糖尿病の治療継続と予後の改善のためには，患者の治療モチベーションの維持・向上が非常に重要です．糖尿病治療に対する患者の意識と実態を調査した私自身の研究において，治療モチベーションに関わる 8 つの因子を同定しました．治療に前向きに取り組むためには「治療効果の認識・理解」と「自分の病状の理解」が特に重要である一方，「治療の精神的負担」と「医師に注意される/うるさい」という因子が前向きな治療を阻害します．糖尿病者が前向きに治療に取り組めるよう，こうした視点からの配慮が必要ではないでしょうか．

PwD の診療目標は何か

糖尿病のある人の治療目標は，糖尿病のない人と変わらない寿命と QOL と，『糖尿病治療ガイド 2024』（日本糖尿病学会，編著．文光堂；2024）に明記されています．この点については，CHAPTER 0 の石井先生の項を参照ください．石井先生の想いが伝わってきます．

「医療者」と PwD との出会い

たった 1 回しかない人生を PwD が後悔なく過ごすための最高のターニングポイントは「医療者」との出会いだと思います．合併症・併存症を早く見つけ，つらい思い・不安を真正面から受け止めるのは医療者の喜びでもあり責務です．何気ない会話の中から，糖尿病治療の大・中・小目標をPwDと早期から共有してください．「自分の父親は糖尿病性腎症で透析を受けていたが，その姿を見るのがとても辛かった」「孫娘が成人式を迎えるまでは普通に生きていたい」．PwDの治療目標設定とそのための努力継続が重要なカギです．

糖尿病診療では，god handを有する外科医のようなことはできませんし，期待されてもいません．一人ひとり違う考え・価値観をもつPwDとの出会いを大切にし，糖尿病であることを意識しながらも，大きなストレス・不安なく日常生活が送れるように支援できれば，医療者の役割を十二分に果たすことができたと言えるのではないでしょうか．PwDは，そんな医療者を求めているように思います．

PwDへの寄り添いかた

大都市圏であれば，糖尿病者が医療者を選ぶことができるかもしれませんが，日本全体を見渡せば，選択の余地が限定的な地域のほうが多いと思います．PwDに寄り添うのは，糖尿病専門医だけではなく，病院勤務医・実地医家の非専門医の皆さんだと思います．糖尿病者が他の疾患で苦しんでいる方と特段違うかと言われると，そうではないでしょう．重要なのは，最初は少し血糖が高い状態から始まったとしても，時間経過と共にさまざまな合併症・併存症が起こってくることです．治療に失敗したからではありません．加齢と共に身体機能・高次機能が低下し，さまざまな疾病にも苦しめられることになります．PwDが責められるものでもありません．こうした現実を許容し，PwDが天に召されるまで苦楽を共にすることができたら，医療者としても幸せではないでしょうか．

無病息災ではなくても，QOLが保たれるのであれば，一病息災，二病息災でよいではないか

糖尿病と診断された段階で無病息災ではなくなります．将来の医学の進歩により，糖尿病が完治するようになれば話は変わりますが，歳を重ねるにつれ，さまざまな合併症・併存症が起こってきます．また，歳を重ねるにつれ，気力・体力・知力が徐々に低下してきます．しかし，QOL低下を最小限に抑えることができたとしたら，一病息災，二病息災でもよしとして，気負うことなく毎日を過

ごせるのではないでしょうか．医療を放棄しているわけではありません．医師として最善を尽くしても，また，PwD としてもできる限りのことをやったとしても合併症や併存症が起こることもあるのです．重要なのは，医療者が最後まで付き合う，寄り添う覚悟をもつことだと思います．なお，合併症に伴う QOL 低下については石井先生の項を参照ください．

自分の医師生活を振り返ってみると，もう少し定期的に検査を組んでおけば，悪性腫瘍を早期発見できたかもしれない，もう少し日常生活の具体的な改善策を提示できていたら，透析導入を遅らせることができたかもしれないという反省は多々あります．PwD にしてみれば，ずっとお世話になった医師しかいないのです．これからも診ていて欲しいのです．新しい関係を一から築くことは大変なことなのです．PwD が希望する限り，医療環境が許す限り，医師・患者関係を継続していただきたいです．

本書の特徴

「糖尿病治療に際して真面目に取り組んでこなかったから合併症・併存症が起きた」という呪いの言葉が広く使われます．こうした人間性や人格そのものを否定しかねない発言が PwD をつらくさせます．確かに糖尿病の進行に伴い，三大合併症（神経，眼，腎），その他の併存症（前述したサルコペニア，フレイル，悪性腫瘍，認知症に加え，心不全，心房細動，NAFLD・NASH，骨粗鬆症，皮膚病変，睡眠障害なども該当します）の発生頻度も増加します．しかしそれらは，血糖管理を完璧にしたら予防できたでしょうか．そして，自己管理ができていないから複数の疾患が併存するという医療者の認識・言動が，世間一般の人々の糖尿病に対する偏見感情を増悪させてはいないでしょうか．

PwD が多疾患が併存することは自己責任ではなく，何があっても傍にいるよと，多角的・全人的に PwD と向き合うエキスパートの思考に迫ります．是非最後までお読みください．

令和 7 年春

寺内康夫

横浜市立大学大学院医学研究科
分子内分泌・糖尿病内科学教室 教授

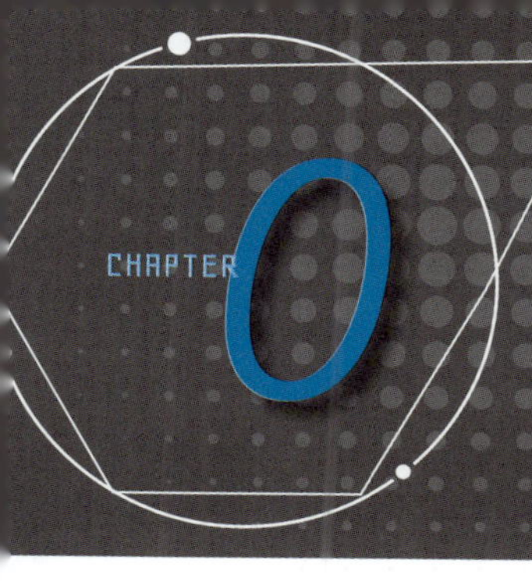

糖尿病をもつ人の治療目標・目的としてのQOL

1 糖尿病をもつ人（person with diabetes）という呼び方がもたらす大きな意識改革

Diabetes patient という呼び方に換えて person with diabetes（PwD）にしようという指針がADA（American Diabetes Association）などから提唱されている[1, 2]．その意図は，ある人を表現するのに病名が先に来るということが先入観や偏見につながるおそれがあるので変更しようということである．

American Psychological Association は，すでに1992年からこのことを提唱し，障害（病名）より「人」を前に置くことによって（disabled person ⟶ person with disability），それがその人の一部にすぎないことを表わそうとした[3]．

日本糖尿病学会と日本糖尿病協会も上記活動と連帯し呼び方の変更を推奨している．ただし，日本語では「人」を先にする語法がないので，「糖尿病をもつ（のある）人」と糖尿病を先にせざるを得ないところが残念である．

それでも，糖尿病患者と糖尿病のある人という表現の間には大きな違いがある．患者（病者）であること以外のその人の人間性や生活，人生などが含まれるようになったからである．私たちが出会うのは，一人ひとりが固有の人生を歩み，社会機能と生活をもち，個性をもち，その一部として糖尿病をもっている「人」なのだ，ということを意識に上らせる効果がある．これは糖尿病診療においてはとても重要なことである．

つまり，医療を提供する人（医療者）と糖尿病をもつ人（PwD）〔以降，PwD を用います〕が，人と人の関係において話し合いながら治療を進めていくのが糖尿病医療であることが明確になる．単に糖尿病という病気の（科学的）治療をするわけではないということである．また，病気をもち，治療を提供される患者という受け身的な存在ではなく，能動的に治療をしていく主体であることも表現できるようになる．医療者と PwD のお互いが独立した存在として尊重し合いながら治療していくという関係性がこの言葉によって象徴的に表現されるようになるので，両者の意識改革になると筆者は考えている．

まさに言葉の力を感じる．

2 日本の医者の態度はどうだったのか，どう変わろうとしているのか——革新性の理解のために

かつて日本の医師の病をもつ人への態度は以下のように見られていた．

「日本の医者は，世界にあまり類がないとおもう．ほかのどんな職業でも，自分のところにきてくれる客にたいして，医者ほどいばっているものはない．戦後になって市民平等のかんがえがひろがったけれども，病院の中の医者と患者の関係は，市民と市民との対等のあいだがらからとおい．自分のからだに作用する薬の名をきいただけで，いやみをいわれたり，きいてもわからんですよといわれたりするのは，ふつうの対等の市民のあいだでは礼儀にかなったことでない．

医者はなぜそんなにいばっているのか．これは医者が，これまで患者と対等の関係で接する医者をみないままに，医者になったからである．……医局にはいっても，先輩たちは，入院患者を人間というよりも，病気の容器のようにみている．……

……そうして患者の人格の尊重という近代の市民の倫理を身につけないままに医者になる．患者の言い分に耳をかさないという日本の医者の習慣が，学生から一人前の医者になっていくなかでうけつがれる．……医者が患者を平等の市民としてあつかっていない．

……治療という行為がおこなわれることでは，患者のほうが主体であるのは，あらそえない．……（ところが日本の医者は納得させてからやってくれない）……．入院している患者の中には，点滴のいやな人もたくさんいるにちがいない．もう点滴はやめてほしいと，患者は医者にいえるか．いってもきいてくれるか．

これは松田道雄医師によって1983年に書かれた文章である[4)]．松田医師は，ベストセラー「育児の百科」の著者であり，「市井の小児科医で思想家—子供や母親，老人，患者など弱者とともにあったその生き方……」と紹介されている．そのような方であるので医師に厳しいという面はあるかもしれないが，開業医として聞かれた多くの人の話であることは間違いない．

1990年代には患者の権利に関する市民レベルの意識の高まりを受け，1997年の医療法改正で「説明と同意」を行う義務が法制化された．「医師，歯科医師，薬剤師，看護師その他の医療の担い手は，医療を提供するに当たり，適切な説明を行い，医療を受ける者の理解を得るよう努めなければならない」(医療法第1条の四2項)．これがインフォームドコンセントの法的根拠である．

2001年，米国においては，Institute of Medicine（US）Committee on Quality of Health Care in Americaは21世紀の医療システムへの提言として，patient centered providing careを挙げており，患者の価値観による医療決定が行われるように個々の患者の選好，要求，価値を尊重し，それに対応する医療を提供することを勧告した[5]．

また，英国において2013年Francis Reportが，いまだpatient centered care*が実現しておらず，むしろ医療の非人間化が問題であると指摘した[6]．その根底として医学の科学的および技術的進歩によって，エビデンスに準拠した医療や治療目標と効率を優先し，患者を知的関心の対象と見るという流れを生んだことが挙げられている[7]．

*patient centered careは新しい概念であったが，patientという用語は人よりも病気が前面に出るため，最近はperson centered careが用いられるようになっている．

新しい医療者-患者関係の倫理や概念は発展しているが，現状がついてこないどころか，むしろ背反する事実も生じていることが懸念されている．

そのような状況の中，「糖尿病をもつ人；PwD」という呼び方が推奨されたのであって，これを単なる言葉の変更ではなく，実際の診療が変わるようにすることが重要である[1,2]．

3 糖尿病をもつ人という立場から見た糖尿病治療の目標と目的

糖尿病をもつ人という言葉のうち，「糖尿病（をもつ）」の部分からの治療目標（医学的目標）は，①日々の代謝状態（血糖，血圧，脂質，体重）を良好に保つことを通じて，②合併症や併存症の発症と進展予防――リスクの減少，③寿命の延伸を目指すということになる．

「人」あるいは人生という部分での目標は，それこそ一人ひとりで違うものがある．ここにPwD，糖尿病を治療することの健康面の目標であるという限定をつければ，HRQOL（健康関連QOL：後出）やウェルビーイングが挙げられる．

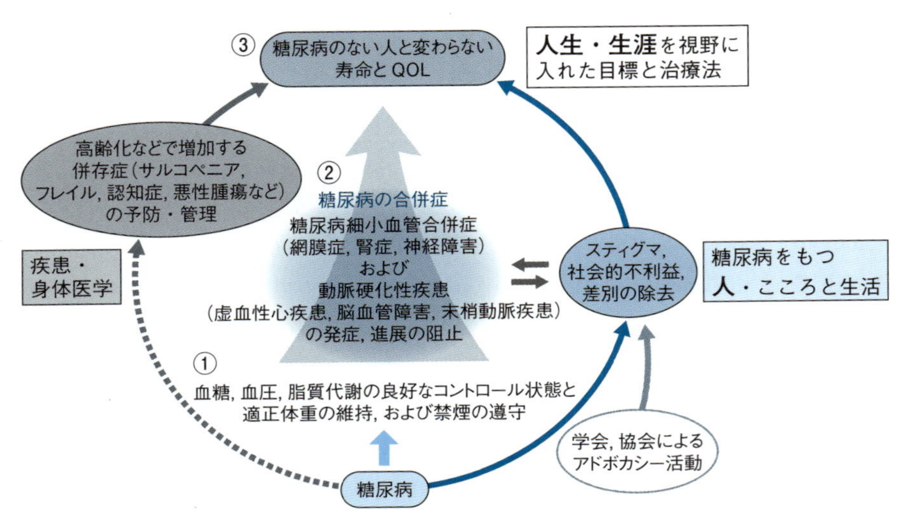

[図 1] 糖尿病治療の目標
(日本糖尿病学会, 編. 糖尿病治療ガイド 2024. 文光堂; 2024[8] p.21 より改変)

このように, PwD にとっての治療目標・目的は何かと考えていけば, 糖尿病学会が提案する糖尿病治療の目標の [図 1] の理解が深まる[8].

図の中央は, 糖尿病と診断された人の治療目標であり以下の 3 段階に分かれている (段階という呼び方は筆者がつけたものである). 治療による 3 段階の (医学的) 効果は医学アウトカム (medical outcome: MO) と呼ばれている. 一方, HRQOL や治療満足度は患者報告アウトカム (patient reported outcome: PRO) と呼ばれている.

① 日々の目標 (第 1 段階): 血糖, 血圧, 脂質代謝, および体重の適正化と禁煙
② 中期的目標 (第 2 段階): 合併症の発症と進展阻止
③ 長期的目標 (第 3 段階): 糖尿病のない人と変わらない寿命と QOL

図の右側に示されるスティグマの除去は合併症リスクの減少や QOL の向上につながる*. 左側は併存症-高齢者における multimorbidity と呼ばれるものであり, 生存年数や HRQOL に大きく影響する. そして, 最上位に「糖尿病のない人と変わらない寿命と QOL」がある.

PwDを思うことによって，この目標図がリアリティをもってくる．

*筆者は，図の右側にスティグマの除去のみならず，「糖尿病であることに伴う心理・社会的負担のケア」というより広い概念が用いられることを願っている．

4 HRQOL（health related quality of life）とは具体的にどんな機能や状態を言うのか

1 医学的な概念としてのQOLが含む事象

［図1］には「糖尿病のない人と変わらないQOL」とあるがQOL（生活の質）が具体的にどのようなことを含んでいるのかについての解説がない．筆者の経験では，医療者によってイメージ（想起）するところが異なっている．「自分の思うように生きること」「治療に縛られないこと」「豊かに生きること」「しあわせ」など，広いイメージをもっておられるのを耳にする．

QOLすなわち生活や人生の質という一般名詞で考えると多様な事柄や概念が含まれる．福原はこれを［図2］のように分類しており，最も大きな概念として生きがいや幸福など人生観と言えるもの，次に健康に起因（あるいは関連）しないQOL──例えば経済状態であるとか，住まいや暮らしの状況などを挙げている[9]．

しかし，医学で用いられるQOLはHRQOL（health related quality of life：健康関連QOL）であり，疾患や治療の影響を反映する主観的指標であって，以下のように定義される．原則は，「その人が知覚できる（主観的に評価できる）事柄で

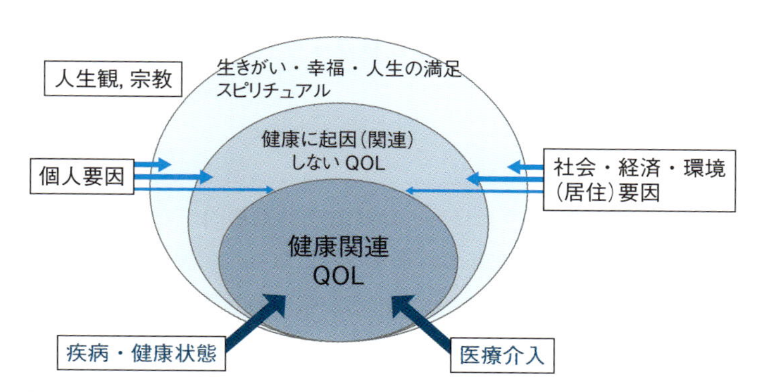

［図2］医学アウトカムとしてのQOLは“健康関連QOL”（HRQOL）である
（福原俊一．In：臨床のためのQOL評価ハンドブック．医学書院；2001. p.2-7[9] より改変）

[表1] 糖尿病に関連するHRQOL領域と項目

1. 身体機能
   1) 身体機能
      ① 日常活動動作　② 運動（歩く，走る，移動する）　③ 現在の健康状態と展望
   2) 症状：合併症による症状，治療に伴う痛みなど
      ① 口渇や頻尿　② かゆみ，痛み，性機能　③ 低血糖症状　④ 治療の副作用
2. 社会日常生活機能
   1) 家庭生活や役割
      ① 家事/仕事　② レジャー/旅行　③ 生活時間/睡眠
   2) 社会的機能
      ① 友人との交流　② 団体活動　③ 地域活動
3. 精神機能—メンタルヘルス
   1) 感情
      ① 陰性感情（負担感）/抑うつ　② 陽性感情/エネルギー　③ 認知機能
   2) 治療の総合的判断や治療満足度
      ① 血糖マネージメント状態の認識　② 治療への満足度

あって，多面的な要素（①身体機能，②社会日常生活機能，③精神機能—メンタルヘルス）を網羅するもの」ということである．代表的な質問紙であるSF36などを参考にしながら糖尿病に当てはめると[表1]のように整理できる．

これらをすべて覚えて欲しいということではないのだが，QOLは生活の質という翻訳語に対する個々の医療者のイメージによって決まるものではなく，PwDの「からだ」と「こころ」および「生活・社会」のそれぞれの働きぐあい，それを本人がどう評価しているのかを指していることを理解して欲しい．それらができるだけ満足な状態を維持できることが，命の長さ（寿命）と並んで糖尿病治療の最上位の目標になるのである（**以降，特別な注釈がなければ，本論文におけるQOLはHRQOLを指すものとする**）．

2 QOL質問紙の種類

QOL調査を研究として行うには，心理統計学的な検討がなされた質問紙を使う必要がある．これもよく誤解されているところであるが，調査者が尋ねたいことだけを集めた質問集はアンケートであって，その結果の学問的価値は小さい．どのようにしてQOL質問紙（心理測定紙）を作成するかについては成書を参考にして欲しい．もう一つ重要なことは，学術誌に発表されている質問紙は作成者がいるということと，使用にあたっては作成者の許可を必要とするということである．

[表 2] 代表的な QOL 質問紙の種類（心理統計学的に評価された日本語版があるもの）

1. プロファイル型
   1) 包括（疾患非特異的）尺度：SF36，SF12，SF8
   2) 疾患（糖尿病）特異的尺度：DTR-QOL（Diabetes Therapy Related QOL），DQOL（Diabetes QOL，英語版）
2. インデックス型（効用測定型）尺度：EQ-5D-5L，SF6D
3. （その他の）PRO*質問紙：PAID（Problem Areas In Diabetes：糖尿病関連 distress 測定），DTSQ（Diabetes Treatment Satisfaction Questionnaire：満足度質問表でありQOL 質問表ではない）．Self-efficacy 測定質問紙などがある．

*PRO（Patient Reported Outcomes）：当事者以外の考えを交えず，当事者本人が直接判断した自分の健康状態の報告．QOL 質問紙が代表的．

QOL 質問紙には［表 2］に示すような種類がある[10]．

プロファイル型は［表 1］に示すような領域をカバーする質問項目から構成されている．

A）包括的（疾患非特異的）尺度

どの疾患や健康状態の測定にも使用できるものであり，疾患をもたない人との比較もできる．著作権の関係で SF36 などの質問例を挙げることはできないが，「どの程度の階段を上れるか」「どの程度の距離を歩けるか」「付き合いの程度はどうか」「元気いっぱいか」「落ち込みがあるか」などについて回答するようになっている．国民標準値が設定されており糖尿病でない人との比較ができる[11]．

B）疾患特異的尺度

糖尿病のように特定の疾患を対象にするものであり，当該疾患をもたない人との比較はできない．［表 3］に DTR-QOL の質問項目と回答選択肢の例を示す．DTR-QOL は特に治療がもたらす影響について評価することを目的としており，日常生活面（時間と場所）や身体面（低血糖と症状），感情面（不安と不満）や満足度を網羅し，多面的に測定できるようになっている[12,13]．

2 種類のプロファイル型の特徴であるが，合併症などの身体的影響については SF36 の検出能力が優れている．一方，糖尿病と治療による日常・社会生活や精神面への影響などについては DTR-QOL などが優れており，QOL 調査にあたっては何を検出したいかを考えて選択するか，両者を用いるのが望ましい．

［表 3］HRQOL 質問紙のサンプル　DTR-QOL

1. 現在の糖尿病治療法のため仕事や用事がさまたげられるのが困る.						
全くその通りである			どちらとも言えない			全くそうではない
1	2	3	4	5	6	7
29. 糖尿病治療法としては，現在の方法に満足している.						
全くその通りである			どちらとも言えない			全くそうではない
1	2	3	4	5	6	7

C）インデックス型（効用測定型）尺度

a）インデックス型尺度とは

質問紙で得られた回答を，効用値に変換する機能をもった質問紙を言う．効用値とは，（異なる）疾患が与える影響や治療効果を一つの数値（QOL 値）で表現するものである．すなわち，完全な健康状態が 1，死亡が 0 として，その人の健康状態を 0-1 の間の一つの数値で表現する．インデックス型質問紙である EQ-5D-5L は 5 つの質問（移動の程度，身の回りの管理，ふだんの活動，痛み/不快感，不安/ふさぎこみ）に対し 5 段階の回答肢（1．問題はない～5．極度の問題がある）が設定されており，回答肢の一つの組み合わせに対して一つの効用値が付与される（例：1，1，1，1，1 ⟶ 効用値 1.0）[14)].

b）QALY（Quality Adjusted Life Year：質調整生存年）

この効用値（QOL 値）に生存年数をかけたものが QALY であり，その寿命（長さ）をどのくらいの QOL（質）で生きたかを表す．例えば，10 年生きるとして，完全な健康状態であれば 1×10＝10 QALY の人生であるし，0.8 の効用値で過ごせば 0.8×10＝8 QALY で，同じ 10 年間生きても 2 QALY すなわち 2 年分の完全な健康状態の差が生まれることになる［図 3］.

c）費用対効果の評価法として──医療経済学

ある（新しい）治療法と従来の治療法との間の QALY および治療費の差から増分費用効果比（incremental cost effectiveness ratio：ICER）を算出し，費用対効果の指標とする．

ICER＝Δ費用/ΔQALY

すなわち，1 QALY（1 年間分の完全な健康状態）を得るためにどのくらいの費用が増える（減る）かによって，その（新しい）治療法の医療経済学的評価がで

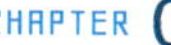

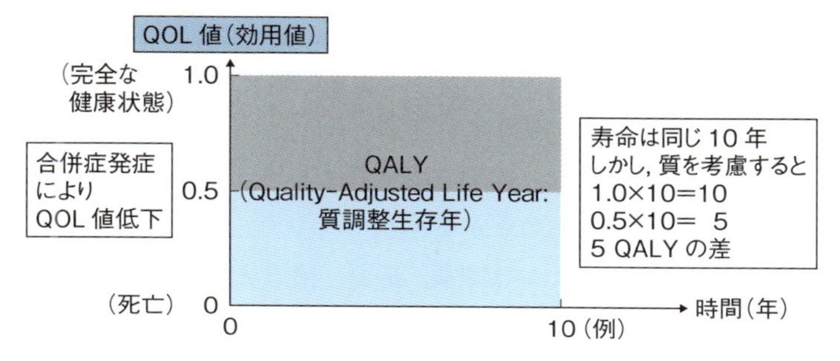

［図 3］治療効果の指標: QALY

きる[10].

D）PRO（Patient Reported Outcomes）質問紙

PRO は,「当事者以外の考えを交えず, 当事者本人が直接判断した自分の健康状態の報告」の総称であり, 代表格が QOL 質問紙である. QOL 質問紙の条件は多次元的ということである. 糖尿病領域で頻用される DTSQ（Diabetes Treatment Satisfaction Questionnaire）は満足度質問表であり, QOL 全体を測定していない. PAID（Problem Areas in Diabetes）は厳密には糖尿病関連 distress（苦痛）を測定するが, QOL 質問紙に分類されていることもある. その他, self-efficacy 測定質問紙や治療実行度測定紙などが PRO に含まれる. これらも貴重な当事者情報を提供するものであるが, 何を測定しているかを理解して使用・解釈する必要がある.

E）警告: 使用にあたってぜひやって欲しいこと

評価が定まった質問紙には著作権がある. また, 文言などが修正され改訂されることもある. したがって, 使用にあたっては, 前もって必ず開発者（あるいは権限が与えられた会社）に連絡を取って, 使用許可（ライセンス）を取っておく必要がある. 特に海外で開発され日本語版になっているものは注意されたい. 過去の文献などからの転用をしてはいけない.

3 QOL測定（PROを含む）はなぜ重要なのか──HbA1c以外の何を伝えるか

- 当事者が糖尿病をもつ生活（人生）をどのように体験しているか（身体，精神，社会的機能面）を包括的に理解することができる．
- 治療に伴う利益と負担をどう天秤にかけているか（価値観あるいはtrade off/治療実行度に影響する）を知ることができる．

それを通して，治療者は新しい治療薬，機器，治療法，治療関係がPwDにどのような効果をもたらしているかを知ることができる．

繰り返しになるがQOLを含むPROの測定は，PwDの糖尿病体験（活力，健康感，痛み，抑うつ，負担・苦悩，不安……）を評価する唯一の方法である．それはHbA1cなどのバイオメディカルなアウトカムとは異なる貴重な情報を，医療者，家族，政策決定者に提供する[15]．

後に述べるが，それはPwDを中心とするケア（person centered care）にとって欠くことのできない重要な情報の源泉である．

5 糖尿病をもつ人の寿命とQOL ──糖尿病と治療の重要なアウトカム指標のエビデンス

それでは，糖尿病治療の最上位目標の「糖尿病のない人と変わらない寿命とQOL」の維持はどのくらい達成されているのであろうか．

1 寿命（生存年数）

後藤らの報告によれば，朝日生命成人病研究所の調査で40歳時の糖尿病患者の平均余命は，男性39.2年，女性43.6年である．なお，2021年簡易生命表によると，日本人の40歳時の平均余命は，男性42.4年，女性48.2年である．死因の第1位はがん31.8%であった[16]．

西岡らがNDB（National Data Base，日本人の全レセプトデータ）を用いて求めた平均死亡時年齢は，糖尿病のない日本人全体：男性79.3歳，女性84.4歳，2型糖尿病（1型以外）：男性77.5歳，女性82.0歳，1型糖尿病：男性72.2歳，女性75.0歳であった[17]．

すなわち，何らかの医療を受けた人で比較すれば，2型糖尿病をもつ人は糖尿病

JCOPY 498-22306

をもたない人と比較して2年程度の差になっている．ただし，1型糖尿病では5〜7年の差がある．経年的に見れば両型とももたない人との差は減少しつつある．また，1型については，まだ血糖測定やインスリン治療法が確立していなかった時期を過ごしてこられた方も多いのではないかと思われ，今後の生命予後改善が期待できる．近年の治療法の進歩はかつてないほどのスピードで展開しており，それが最上位目標の生存年数に与える効果を継続して研究していく必要がある．

しかし，生存年数は長ければよいというものではなく，その質が問題である．言い換えれば，生きて過ごす日々をどのような（身体，社会，精神機能の）質すなわち状態で過ごせるかが問題である．これが以下に述べる生命（生活）の質，HRQOLである．

2 QOL ── それぞれの治療段階のアウトカム指標としてのQOL

生存年数（あるいは寿命）は人生締めくくりの一時点の数値で表される事象であるが，QOLは糖尿病をもつ人生の日々の状態を反映し続ける連続変数である．毎日毎日にその日のQOLがあり，その積み重ねが中期・長期的なQOLとなる．つまり，糖尿病治療や病期ステージあるいは年齢ライフサイクル（小児期〜老年期）に対応するQOLを考える必要がある．

そこで，日本糖尿病学会の糖尿病治療の目標［図1］に沿って，それらの課題とQOLの関係について説明する．

① 日々の目標（第1段階）：血糖，血圧，脂質代謝，および体重の適正化と禁煙
② 中期的目標（第2段階）：合併症の発症と進展阻止
③ 長期的目標（第3段階）：糖尿病のない人と変わらない寿命とQOL

以下にそれぞれの段階におけるQOLエビデンスを示すが，ここで全体の見取り図（構想）を示しておく［図4］．

日本糖尿病学会は，③長期的目標にのみQOLという術語を使用しているが，①第1段階においても日々の治療と効果がQOLに影響するし，②第2段階においても合併症がQOLに影響を与える．すなわち，QOLは治療のアウトカムを主観的に表現する方法であり，それを高い状態で維持することが長期的目標（人生の目標）であるということである．

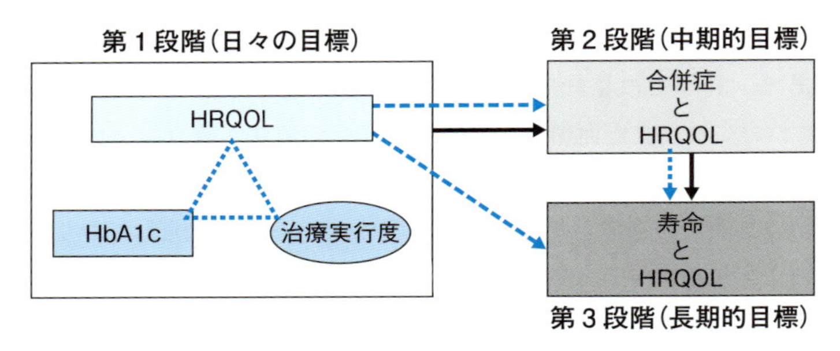

［図 4］ 糖尿病治療における HRQOL の意義の証明（構想図）

一方で，第 1 段階の QOL は治療実行度や HbA1c に関連して合併症のリスクを減らすことが考えられるし，それは生命予後の改善をもたらす可能性がある．つまり，現在の QOL を高めることが将来の良好なアウトカムを予測する因子である可能性があり，これが QOL の本質的な意義であるという構想を立て，文献的に考察する．

［図 4］で黒の実線は医学的な因果関係を表し（医学的客観的エビデンス），青の点線は QOL 測定を通じて証明したい（証明されている）関連を示す．

2-1 日々の治療のアウトカム（第 1 段階）としての QOL

A）医学的効果（HbA1c や血糖値）は QOL を高める（DTR-QOL を用いた研究）

a）HbA1c，空腹時血糖と QOL スコアは相関する：前者が低値なほど QOL は高値[12, 13, 18]．

b）BMI，体重と QOL スコアは相関する：前者が低値なほど QOL は高値[12, 13, 18]．

c）前向き試験では，HbA1c や BMI（体重）の減少は QOL スコアを高める[19, 20]．

d）QOL 値（効用値：0～1）で評価すると，HbA1c 1%の低下は QOL 値を 0.01～0.027 高める[21-23]（EQ-5D）．

B）治療に関わる負担はQOLを低下させる（DTR-QOL, EQ-5Dを用いた横断的研究）

a）食事療法と運動療法（α）を基準として：

i）経口薬使用者（β）のQOLはαと同等か低い．服薬回数や副作用が影響する．

ii）注射療法（γ）はβよりQOLが低い．注射回数，日数，タイミング，注射器具，痛みなどがQOLに影響する．

b）低血糖，体重増加，その他の副作用（腹部症状など）がQOLを低下させる

糖尿病治療は，その医学的効果とともに負担がQOLに影響する．利益（効果）と負担を個人が総合的に評価したものが，その治療に対するその人の正味のQOLである．

i）QOL値（効用値：0〜1）で評価すると，無投薬（0.952）を基準として，経口薬3剤：0.903，2回注射：0.877，3回注射：0.868と低下する[21]．

ii）QOL値（効用値：0〜1）で評価すると，低血糖なし（0.93）を基準として，1〜4回/月：0.89，重症低血糖（1〜3回/年）：0.81と低下する[18]．

iii）QOL値（効用値：0〜1）で評価すると，吐き気や体重増加（3%）は，それがない場合と比べて効用値を0.04低下させる[24]（cf．逆に，3%体重減は0.02上昇させる）．

iv）HbA1c低下によるQOL増加は，頻回の低血糖，夜間低血糖や重症低血糖の発現によるQOL低下によって減少あるいは相殺される．例えば1回の重症低血糖は，2%以上のHbA1c低下によるQOL増加を打ち消す(ITR-QOLN)[25]．

C）治療上重要な総合事実：「QOLは治療実行度やHbA1cと関連する（success cycle）」

a）QOLと治療実行度は相関する：QOLスコアが高値なほど実行度は高い［図5］

図はDTR-QOLを用いた試験のデータであるが論文[12]に掲載しなかったため未発表となっている．このうちインスリン治療や運動に関する知見は別論文で発表している[26,27]．

b）QOLは治療実行度やHbA1cと相関する（success cycle）

速効型インスリンから超速効型インスリンへ変更した人たちのQOL変化を

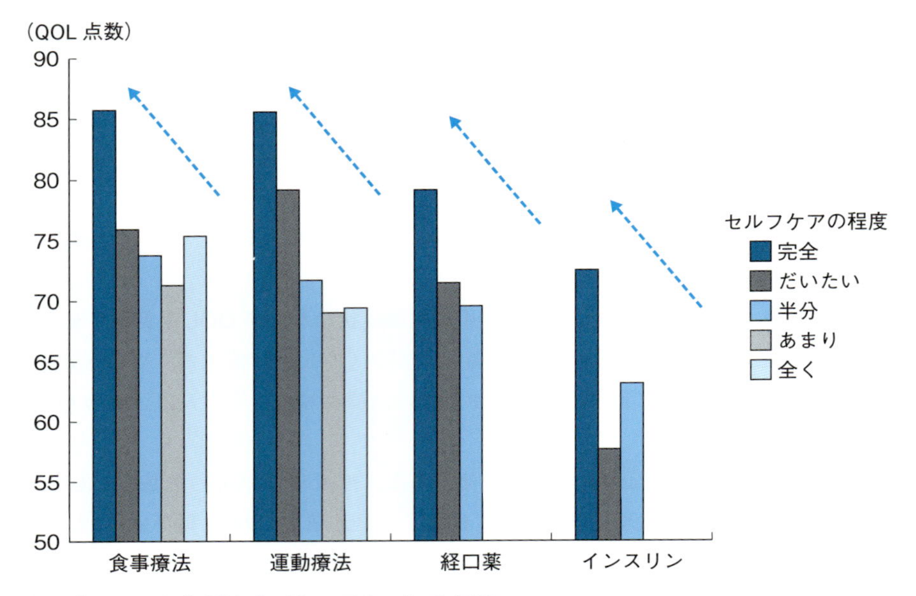

［図 5］ QOL と各種治療（セルフケア）実行度
(Ishii H. J Med Econ. 2012; 15: 556-63[12] および再解析データ: 未発表より作成)

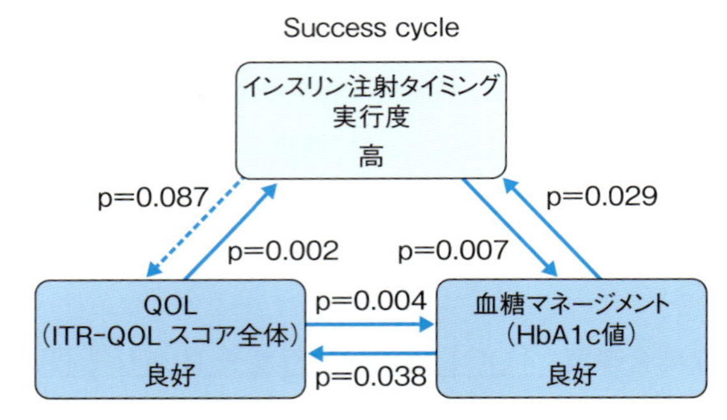

［図 6］ QOL/ 血糖マネージメント / 実行度の関係（Success cycle）
(Ishii H. et al. Diabetes Res Clin Pract. 2008; 81: 169-78[28] より)

ITR-QOL を用いて検討した結果,「QOL 上昇 ⟶ 注射実行度上昇 ⟶ HbA1c 低下（ ↔ QOL 上昇)」というサイクルが形成されることが判明した［図 6］. 筆者はこれを**糖尿病治療の success cycle**（原則）と呼んでいる. C)-a) に記載したように, すべての治療法でこの原則が成立するものと考えているが, 一つの試験でこの三者の相関を証明できたものは本論文以外に見当たらない[28].

D）薬物治療のQOL評価：代謝指標の変化とQOL変化の関係がわかる

a）新薬開発時にPRO（patient reported outcomes）評価が求められるようになってきた

薬物治療の第1段階アウトカムとしては，代謝指標（HbA1c，血糖，体重）が主とされることが多いが，最近は低血糖回数や副作用なども含めたQOLが重視されるようになってきた．それは医療経済学的評価を含め，HbA1cとは異なる貴重な情報を医療者，家族，政策決定者に提供するからである．

使用者の主観的評価を解析するための質問紙としてはQOL質問紙の他，治療満足度やウェルビーイング質問紙などがある．近年FDA，ADA，NIDDKなどが新薬の評価においてPROの必要性を唱えており，（日常臨床における治療評価だけでなく）新薬開発の第3相試験においても各種PRO質問紙が用いられるようになってきた[29].

b）新しい治療薬のQOL：PwDへの医学的効果以外の効果を検出

i ）新薬の種類とQOL

QOLを主とするPRO評価がなされた最近の経口血糖降下薬としては，DPP4阻害薬[30-32]，SGLT2阻害薬[33, 34]，経口GLP-1受容体作動薬[35, 36]などがあり，注射薬としては新規持効型製剤[37, 38]，配合型インスリン製剤[20, 39]，GLP-1受容体作動薬[40, 41]などにおいて，単独（観察研究）や他剤との比較試験が報告されている[13].

各研究についての詳細な紹介は避けるが，「HbA1cや体重などを有意に改善させた試験においても，またそれらに有意差が見られなかった試験においても，QOLをはじめとするPROに差が認められた」という報告がなされている．特に，サロゲートマーカー（HbA1c）に明白な差/有意差がない場合，使用者にとっての新薬の意味は何なのかについて貴重な臨床情報を与える．

また，総合スコアの違いだけではなく，それぞれのサブスケール（下位尺度）のどの側面（日常生活面，身体面，心理面）に新薬の特徴があるのか知ることができる．

ii ）新しいインスリン製剤の開発はQOL向上をもたらしてきた

速効型インスリン製剤と超速効型インスリン製剤の直接比較においては，HbA1cには有意差がなかったものの，日常生活への影響の軽減や，負担感の軽減を通じて超速効型インスリン製剤のQOLが上回った．現在は超速効型製剤の使用が主流となっているが，そのことにQOL改善効果が寄与している[42]．

また，中間型インスリンと持効型インスリン，およびより持続時間の長い第2世代持効型との関係も同様であり，HbA1cには大きな差がないがQOLの改善が認められている．また，今後登場する週1回投与のインスリン製剤は（HbA1cが同等でありつつ）QOL改善が期待される．

飛躍するようではあるが，振り返れば1921年のインスリンの発見と抽出以来，インスリン製剤開発の歴史は，薬理面の改良を通じてQOL改善を求め続けた歴史だったということができる．

E）QOLは合併症リスクの予測因子である──QOLと合併症に関する前向き研究

QOLは第1段階の治療アウトカムであるが，それは第2段階の合併症発症リスクの予測因子であることが，以下のような前向き研究で証明されている．

Tsaiらは CKD 患者（18%が糖尿病）の追跡調査を行い，WHOQOL-BREFで測定したQOLの身体，心理および全スコアが低いほど透析導入率（および死亡率）が高いと報告している[43]．

糖尿病で高リスク無症状者を対象とした試験で，SF36の精神的スコアの低い人に虚血性心疾患発症率が高かったという報告がある[44]．

また，林野らはPRO（PAID──糖尿病負担感質問紙を用いて調査）を用いた前向き調査で，ベースラインの糖尿病負担感が大きいほど，糖尿病性腎症の進行リスクが高いことを2型糖尿病男性で証明した[45]．

F）まとめ：日々の目標（第1段階：血糖，血圧，脂質代謝，および体重の適正化と禁煙）の治療方針決定においてPwDのQOLを考慮する

以上のエビデンスおよび考察から，第1段階における治療法の決定と評価においてもQOLを配慮することの重要性，必然性をご理解いただけたと思う．しかしながら，例えば，2型糖尿病の薬物治療の決定に関する日本糖尿病学会コンセンサスによれば，選択の手順は，病態（step 1），安全性（step 2），付加的利益（step 3），患者背景（服薬継続率とコスト：step 4）となっており，QOLあるいはPROという概念やエビデンスは取り上げられていない．これはADAのPharmacologic Approaches to Glycemic Treatment：Standards of Care in Diabetes-2023[46]におい

JCOPY 498-22306

ても同様である.

D)-a）で述べたように，従来の臨床試験ではPwDにとって重要な結果（PRO）を含めたものが少なく，コンセンサスを形成するほどには世界的なQOLエビデンスが蓄積されていないことを示すのかもしれない[47]．あるいはQOL（HRQOL）概念が十分理解されていないのかもしれないし，統一された質問紙がないことも問題かもしれない．一方で，安全性や服薬継続率，コストなどはQOLと深く関連する要素であり，全くQOLやPROが考慮されていないということでもない.

筆者としては，QOLはPwDの薬剤選択や医学的効果に影響を与える要因であることを理解していただいて，第1段階から（QOLやPROで表現される）PwDの価値観や選好性を取り入れたshared decision makingがなされていくことを期待している.

2-2 中期的目標（第2段階）：合併症がQOLに与える影響

A）プロファイル型

a）SF36

糖尿病合併症がQOLにもたらす影響についてはSF36（その簡易版であるSF12，SF8）を用いた研究が多い．結果を要約すれば以下のようになる[48]．細小血管合併症や心血管障害，脳梗塞など動脈硬化性疾患がある群と，なし群とを比較すると，

① 身体的QOLは低下する．合併症初期では軽度であるが，進行合併症では低下度が大きい.
  例：末期腎不全とそれ以前の腎症，視力低下を伴う場合とそれ以前の網膜症では，それぞれ前者のQOLスコアが低い.

② 心理的あるいは社会的QOLへの影響は少ない.

③ 合併症数の増加に伴いQOLスコアは低下する.

SF36は身体面のQOL低下の検出に優れている．一方で，糖尿病治療に関わる日常生活の制約とか，HbA1cの変化の検出感度は低い.

b）DTR-QOL

DTR-QOLは治療が与えるQOLへの影響の検出に優れた質問紙であるが[12]，多数例を解析すれば合併症の影響も評価できる．細小血管合併症について病期別のスコアを報告しているので参考になる[18]［図7］.

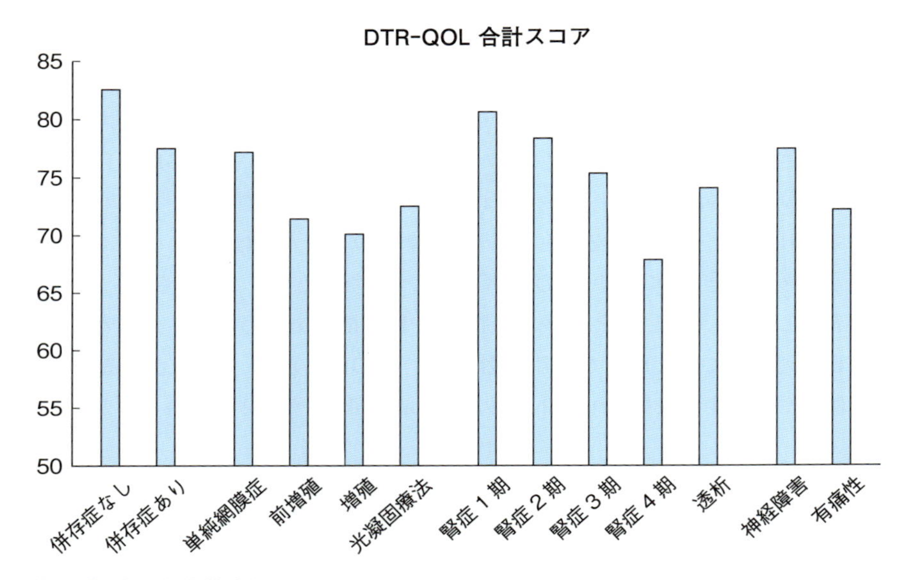

［図 7］ **糖尿病合併症と QOL**
(Ishii H, et al. Diabetes Ther. 2020; 11: 2931-43[18] より)

① 網膜症：なし ⟶ 単純 ⟶ 増殖前 ⟶ 増殖の順に QOL スコアは低下する．
② 腎症：なし（1 期） ⟶ 早期（2 期） ⟶ 顕性（3 期） ⟶ 腎不全（4 期）の順に QOL スコアは低下する．
③ 神経障害：ありで QOL スコアは低下するが，有症状でさらに低下する．
④ 脳梗塞，心血管障害，足病変においても QOL スコアが低下する．
⑤ サブドメインでは，日常生活および感情（不安や不満）ドメインが①②③④に示すように低下する．（cf. SF36 は主に合併症の身体面への影響を検出）

B）インデックス型（EQ-5D-5L から換算した 0〜1 間の QOL 値/効用値）

EQ-5D-5L を用いて測定した QOL 値（効用値）の結果を以下に示す[18, 21]［図 8］．
① 網膜症：なし ⟶ 単純，増殖前 ⟶ 増殖の順に QOL 値（効用値）は低下する．
② 腎症：なし（1 期），早期（2 期） ⟶ 顕性（3 期） ⟶ 腎不全（4 期）の順に QOL 値（効用値）は低下する．
③ 神経障害：ありで QOL 値（効用値）は低下するが，有症状でさらに低下する．
④ 脳梗塞，心血管障害，足病変においても QOL 値（効用値）が低下する．

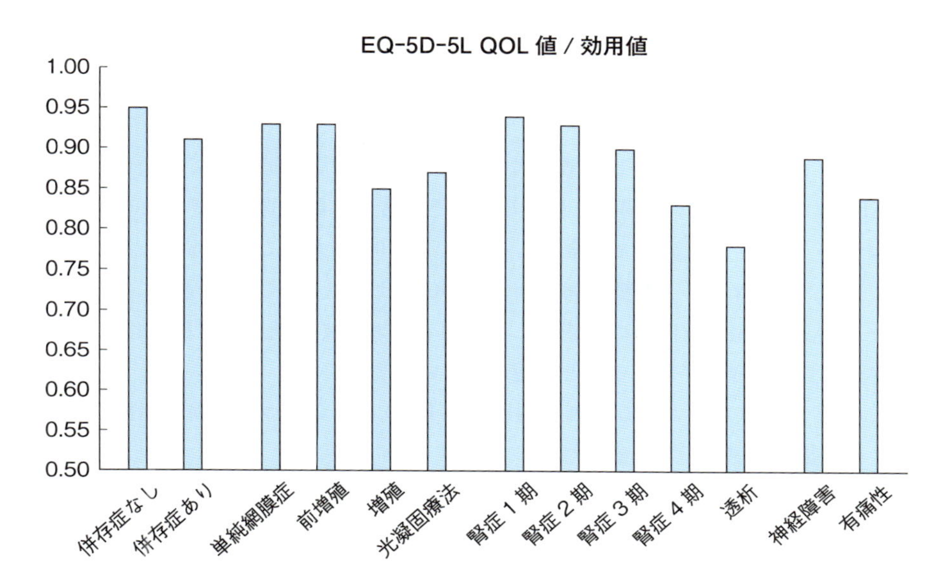

［図 8］ 糖尿病合併症と QOL
（Ishii H. Diabetes Ther. 2020; 11: 2931-43[18] より）

合併症の発現により QOL 値（効用値）が低下する．QOL 値（効用値）に生存年数をかけたものが QALY なので，合併症の発現により，その程度に応じて完全に健康で過ごせる年数が減少する．EQ-5D-5L は身体機能の影響の検出に優れている．

一方で，糖尿病治療に関連する日常生活への影響（食事療法や運動療法，負担感，他者との関係や交流）や HbA1c の影響の検出感度は低い[49]．

2-3 長期的目標（第 3 段階）：糖尿病のない人と変わらない寿命と QOL

A）QOL は生命予後の予測因子である――QOL が高いと死亡率が低い

a）進行がん[50]，末期腎不全（血液透析）[51]，冠動脈バイパス術後[52] などで QOL が生命予後の予測因子であることが報告されている．また，一般人を対象とした前向き 47 試験，120 万人をメタ解析したところ QOL が高かった人の死亡率が低かった[53]．質問紙としては SF36 が最も多く，EQ-5D も使われていたが，トータル，身体機能，身体的スコア，精神的スコア，などのコンポーネントにおいてもこの関係が成立した．すなわち，一般人においてもQOLは生存率・生命予後の予測因子であることが証明された．

b）糖尿病

糖尿病では，林野らが，2型糖尿病3,269人を平均7.2年追跡して，調査開始時のSF8スコアと死亡率の関係を調査した．その結果，身体的スコアおよび精神的スコアが10ポイント高いと，全死亡のリスクが0.780および0.776になると報告している．すなわち，2型糖尿病においてQOLは生命予後の予測因子になる[54]．また，PAIDを用いた同様の調査で，男性患者においては糖尿病に伴う負担感/苦悩が全死亡の予測因子になることも報告している[55]．

このように，QOLおよびそれに関連するPROは，いくつかの検査指標と並んで生命予後の予測因子である．

B）寿命が長ければQOLが高いとは言えない――健康寿命

QOLは生存年数（寿命）の予測因子になるが，その逆は必ずしも成立しない．できるだけQOL（あるいは身体・社会・精神的機能）が高い状態で人生を送ることを人は願うのではないだろうか．そこで，健康寿命という考え方ができてきた．

現在のところ，その定義は，「健康寿命とは，ある健康状態で生活することが期待される平均期間を表す指標です．これは，算出対象となる集団の各個人について，その生存期間を『健康な期間』と『不健康な期間』に分け，前者の平均値を求めることで表すことができます」と説明されている．

また，健康と不健康の分け方としては，「『日常生活に制限があること』を不健康と定義し，3年ごとに実施される『国民生活基礎調査（大規模調査）』で得られたデータをもとに算出することになりました」ということで，以下の2指標が提案されている（厚生労働省　https://www.e-healthnet.mhlw.go.jp/information/hale2）．

(1)「日常生活に制限のない期間の平均」(主指標)

「あなたは現在，健康上の問題で日常生活に何か影響がありますか」という質問に対して，「ない」という回答を「健康」とし，「ある」という回答を「不健康」として，サリバン法により算出．

(2)「自分が健康であると自覚している期間の平均」(副指標)

「あなたの現在の健康状態はいかがですか」という質問に対する，「よい」「まあよい」「ふつう」という回答を「健康」とし，「あまりよくない」「よくない」という回答を「不健康」として，サリバン法により算出．

これらの指標はQOLと関連付けられていないので，石井らは約1,000名の糖尿病患者を対象とした調査で，健康感を「よい」「まあよい」「ふつう」「あまりよくない」「よくない」の5段階の自己評価とQOL（EQ-5D-5L）の関連を調べた[18]．その結果，健康寿命指標の（2）の「あまりよくない」に相当するQOL値（効用値）の平均値は0.8±0.15であった．「ふつう」の平均値は0.94（合併症がない状態にほぼ相当）±0.09である．

合併症や治療関連要素で言えば，増殖性網膜症，腎症4期，心不全，脳卒中，足病変，重症低血糖，複数回の低血糖などの状態のQOL値（効用値）が0.85〜0.75に分布している．

これらの数値から見ると，健康寿命を保つためには合併症の重症化とともに治療による不利益（頻回ないし重症低血糖）を予防していくことが必要と考えられた．

C）QOLが高く，寿命（生存年数）の長い人生を──QALYで評価する生涯

健康寿命は，寿命の長さと健康の質を表現するために考えられた指標であり，国民全体の健康状態の見当をつけるという目的には合っているのかもしれないが，質の定義は簡略化されている．そこで，これまで述べてきたQOL評価法を用いて寿命の長さと質を考えてみる．

a）合併症とQALY

糖尿病をもつ人生の長さと健康の質をより詳しく表す指標としてQALYがある（Quality Adjusted Life Year：質調整生存年．4-2-C)-b）参照）．前節（5-2-1，2-2）において，第1段階の治療のアウトカム，第2段階の合併症の影響をQOL値（効用値）で説明したので，それを糖尿病をもつ人の人生に重ねて，生涯（第3段階）の展望を示すと［図9］のようになる．

日本人の年齢別基準値（病院や施設入院者を除く）を対照とした[56]．QOL値（効用値）基準値も年齢とともに低下する（50歳代0.936，60歳代0.911，70歳以上0.866）．仮に50歳で2型糖尿病になり80歳で死亡した男性を想定した．

合併症として，① 10年後に腎症2期，② 18年後に3期，③ 25年後に4期になったと仮定した場合，QOL値（効用値）は，1期0.94，2期0.93，3期0.90，4期0.83なので，これを黒↓で示した．3期で維持できればA面積のQALY損失，4期まで進行すればA+B面積のQALY損失となる．

一方，治療を行い3期への移行を阻止するか，寛解が得られれば（青太↑），A+B面積のQALY獲得，4期を予防あるいは逆戻りさせれば（青細↑）B面積の

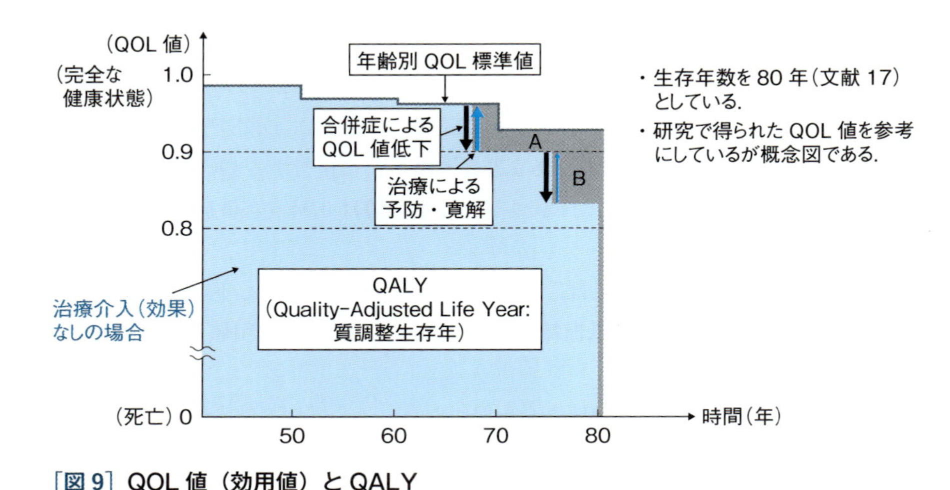

［図 9］ QOL 値（効用値）と QALY

QALY を獲得できる．これが治療利益である．

EQ-5D（効用値）を用いて測定した合併症に関する結果を用いれば，糖尿病のない人と変わらない寿命と QOL（HRQOL）の人生はこのような図で理解される．

注 1) 治療による副作用──例えば重症低血糖はこの QOL 利得を減少させる．重症低血糖や複数回低血糖の QOL 値（効用値）は 0.85〜0.75 なので，これが発生している期間は QOL がそこまで落ちることになる．

注 2) 繰り返しになるが，これは EQ-5D という質問紙を使った研究結果を用いている．この質問紙は 5-2-2-B）に示したように日常・社会生活への治療の影響については検出感度が低いため，そのような要素が QOL に与える効果については図示できていない．

b）日々の治療利益（HbA1c 低下）および治療負担と QALY

HbA1c 値は QOL 値（効用値）と関連する．HbA1c 1%低下による QOL 値（効用値）上昇幅は報告により差がある（0.01〜0.027）．一方，治療は負担を生じさせることがある．これについては 5-2-1-A）および B）で説明したが，多数の経口薬使用，その副作用，頻回のインスリン注射，低血糖（頻回，夜間，重症），などは QOL 値を低下させ，それが継続される年数分 QALY を減少させる．

したがって，治療目標の設定，治療法の選択にあたっては，糖尿病をもつ当事者にとっての QOL の得失をよく考える必要がある．また，5-2-1-D)-b）に示したように，QOL 値を上げる（下げない）治療法が登場しており，それを選択するこ

JCOPY 498-22306

とはQALYの面からも意義がある*.

*Ideglira は臨床試験でQOL値（効用値）が上昇することを証明している．対象となった持効型インスリンではQOL値（効用値）値が若干低下した[20].

c）高齢者における治療とQOL――個別化医療

治療による医学的利益と損失およびQOLへの影響に関しては，特に高齢者で十分な配慮が必要となるため，焦点を当てて考える.

年齢が高くなれば何らかの疾患を併存することが多くなる．このような併存症（comorbidity）をもつ高齢糖尿病者の血糖管理において，治療を強化するか，維持でよいのか，緩和が必要か――そのリスクと利益についての検討と研究が必要である．従来，65歳以上で併存症をもつサブポピュレーションは臨床試験から除外されてきた．HbA1cは代理指標であり，合併症は結果が出るまでに時間がかかるので，アウトカムとしてQOLの価値が提唱され始めているがまだ研究は少ない[47].

老年症候群は糖尿病合併症ともに身体的QOLを低下させる．うつ病，足切断，低血糖は心理面QOLが最も低い．老年症候群や低血糖によるQOLの低下は糖尿病合併症に匹敵する.

低血糖と関連して日々の治療の負担（treatment burden）がQOLに与える影響という問題がある．HbA1cを下げるための治療強化法の価値は糖尿病をもつ一人ひとりの考え（選好性）によって大きな影響を受ける.

進行した合併症は最大のQOL（QALY）損失となるが，それを防止するための総合的糖尿病治療（comprehensive diabetes treatment）もQOL（QALY）に負の影響をもたらす．例えば，UKPDSにおける治療法を用いて効用値を直接法で求めたところ，食事運動療法に比べて，従来療法は−0.12，強化療法は−0.21ずつ効用値が低かった[57].

治療によるHbA1c低下はQALY増加をもたらすが，それは年齢が高くなるほど減少し（生存年数が短くなるため），治療負担が大きいほど減少する．治療法の組み合わせによってはQALYがマイナスになる[58].

そこで，血糖管理目標の設定をはじめとする個別化医療が提唱されている．余命，身体機能，併存症，フレイル，認知症，低血糖，糖尿病による苦悩（distress），選好性などを考慮に入れて治療方針を個々に決定していくということである[59]．日本においても高齢者糖尿病の血糖管理目標が低血糖，認知症，ADL，併存症の有無によって段階的に設定されている.

これらの個別化治療の目的は，QOLを低下させないで治療による最大利益を得ることである．個別化された選択がQOLなどのアウトカムにどう反映されるかについての研究も必要であろう．

3 QOLの全体像──QOLはアウトカムであると同時に予測因子である

これまで述べてきたところを［図10］にまとめる．この図はTesta MAが“QOLアウトカムの評価”と題する論文に載せた解析モデル（予測変数と反応変数の関係およびQOL効果が起こる時間枠の関係想定図）を参考にし，筆者が糖尿病治療と生涯の目標に応用したものである．筆者がQOL研究に関心を抱いたのは1993年に発表されたDCCT（Diabetes Control and Complications Trial）の結果がきっかけである[60]．

DCCTは1型糖尿病におけるインスリン強化療法が合併症リスクの軽減に大きく寄与することを証明した．にもかかわらず，インスリン強化療法を希望する人は当初想定されたほど多くなかった．その理由として，QOLが従来療法と比較して同等であった（上回っていなかった）ことが考えられた．合併症リスクが半減したのにもかかわらずQOLが有意に高くならなかった理由は，治療がもたらす負担の大きさのためであり，それによってQOL利益が相殺されたものと筆者は推測した．

このことは糖尿病の新しい治療を考える上で非常に重要な事実であり，QOLの向上がなければよい医学的結果を伴うものであっても，PwDに実行されにくいのではないか，それでは（試験は別として日常診療の場では）よい結果が出にくいのではないかと考えた．

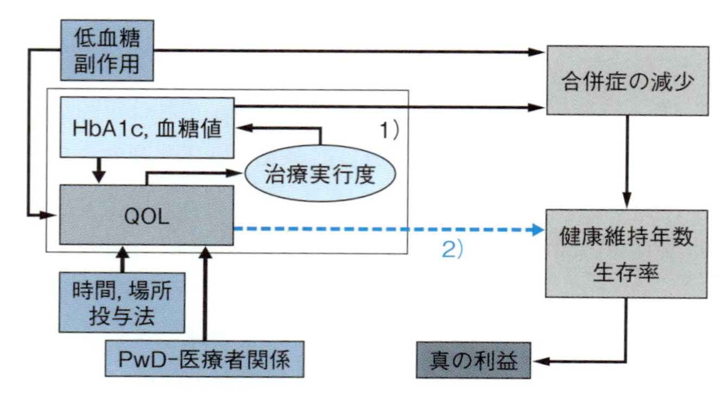

［図10］糖尿病治療におけるQOLの意義

1）Ishii H. et al. Diabetes Res Clin Pract. 2008; 81: 169-78[28]
2）Hayashino Y, et al. Diabetologia. 2018; 61: 1978-84[55]

そのような折にTesta論文の解析モデル図に出会い[61]，QOLを研究することによってこの想定を証明したいと考えた．

図の中心には第1段階のQOLの意義が表わされており，右上に第2段階，その下に第3段階が描かれている．それぞれの段階におけるQOL関与のエビデンスについては，5-2で詳述した（第1段階：QOL ⟶ 治療実行度 ⟶ HbA1c，第2段階：QOL ↔ / ⟶ 合併症，第3段階：QOL ↔ / ⟶ 生存年数）．まだ1種類の質問紙によって各段階すべての関連が証明されているわけではないが（異なる質問紙による証明ではあるが），糖尿病治療におけるこの想定図が成立するものと筆者は考えている．

6 医療者とPwDとの関係によってQOLが向上する ― person centered care (collaborative care) につながる要因 (PROも含めて)

5では，糖尿病の治療や合併症や併存症および生存年数（寿命）とQOLの関係について述べてきた．QOLはそれ以外の心理社会的要因の影響も受ける．6ではQOLに影響を及ぼす，医療者とPwDの関係や態度や概念について説明する．

1 「エンパワーメント」や「健康リテラシー」とQOL

エンパワーメントとは，「人々が自分の健康に影響する決定や行動について自分でコントロールする部分がより大きくなる過程（WHO）」「PwDが糖尿病を管理するために，自分の潜在能力を見つけ出し，使用できるようになること．医療者はそれを支援する役割をもつ（Robert Anderson）」「自分に関連する問題を知り尽くすこと，コントロールする力を得ること（Zimmerman MA）」などと定義されており，この力がつくほど（医療者がPwDの能力を育てるエンパワーメントアプローチを行うほど），行動変容が起こり，自信がつき，HbA1cが改善することが示されている．このような効果をもつエンパワーメントは重要な健康アウトカムであるPwDのQOL（EQ-5D-5L）を向上させる[62]．

健康リテラシーは「健康に関する決断に必要な情報や資源を入手利用する能力」のことであり，エンパワーメントの一つの手段である．糖尿病をもつ人が治療に積極的，能動的に参加することがQOL向上につながる[63]．

2 治療への自信（self efficacy）とQOL――自信を育てるような関わり方が重要である

糖尿病治療への自信：糖尿病を理解することや糖尿病をコントロールできるという自信は，食事療法実行度を高めつつ，それに伴う負担感やネガティブな感情を軽減し，積極的な態度を醸成することによりQOLを高める[64]．

インスリン治療への自信：ITSS（Insulin Therapy Self-efficacy Scale）によって測定される，注射手順，量調整，血糖コントロール，低血糖対処などへの自信が高いほど，治療満足度（DTSQ）は高く，感情負担度（PAID）が低い[65]．

3 医療者によるスティグマとQOL

スティグマとは本人にとって望ましくない固定観念によって人を区別する（価値を下げる）ことであり[66]，experienced stigma（直接行為や制度），perceived stigma（他者の見方に気づく）に分かれ，それらが内在化（個人の考えや感情となる：自分が自分に固定観念を抱く）した場合をセルフスティグマと言う[67]．

糖尿病や体重に関するスティグマ（特にセルフスティグマ）は，糖尿病をもつ人PwDの心理的負担・苦悩やうつ症状を増し，自己肯定感（効力感），ウェルビーイングを低下させて，QOLの低下を招く．これは，治療意欲や実行度の低下を招き，HbA1cや体重が増加する［図11］．

特に，医療者の不用意な（あるいは善意と考える）言葉がスティグマになりうる．例えば，「体重について批判を受けた」ことのみならず，「診察時に体重に関連

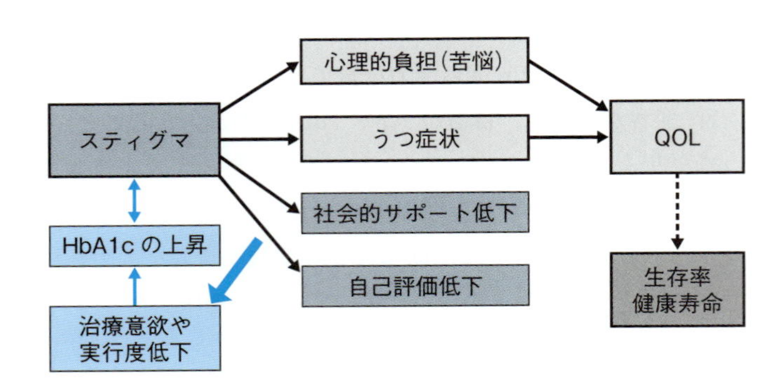

［図11］糖尿病スティグマの多面的影響とQOL
（Gredig D, et al. Health Soc Care Community. 2017; 25: 1620-33[67] ほかより作成）

して（相談するつもりのなかった）食事療法を勧められた」というアドバイスもスティグマになりうる[68].

医師（医療者）からの不適切な言葉は，セルフスティグマにつながるだけではなく，相談しながら治療をしていくという協力関係（基本的信頼関係）に悪影響を与える.

4 医療者との関係──治療法について十分議論できているか（コミュニケーション）とQOL

医師と治療方針について相談できているか，自分の考えを伝えられているかについて，（あなたの治療の仕方を決めていくとき，あなたは自分の考えをどれくらい医師に伝えていますか？ との問いに対して ① 十分伝えている，② 多少伝えている，③ どちらともいえない，④ あまり伝えていない，⑤ 全く伝えていない，と選択肢を設定）DTR-QOL との関係を調べたところ，①が最もスコアが高く，②から⑤になるにつれてスコアが低下し，有意な群間差があることが証明された[12]. 医師と治療方針について意見を伝え，議論できることはQOL の向上と関連する. また，治療遂行への自信が高かった[65].

5 まとめ──「糖尿病をもたない人と変わらないQOL」の維持は実現可能である

5および**6**で述べたように，HRQOL は糖尿病治療法や合併症の有無などの医学的要因と共に，医師（医療者）との関係やコミュニケーションの影響を受ける. 人中心コミュニケーション（person centered communication）や医療者による共感は満足度，QOL を高める[69]. これらは医師（医療者）の態度によって変えられる要因（modifiable factors）である. その他，家族や社会・地域環境も影響する.

それらを総合して，以下のことを結論とする.

> HRQOL を指標として，①合併症をできるだけ起こさない，少なくとも重症合併症を起こさない，②治療による利益が多く，（副作用を含む）不利益が少ない，③医療者（および家族や他者）の関わり方が適切である，という条件が満たされれば，「糖尿病をもたない人と変わらない QOL」の維持は実現可能である.

7 医師（医療者）の言葉と態度と共感

1 病をもつ人と関わっていくときの姿勢，態度，考え方：患者–医師関係 (The Patient Physician Relationship)

筆者はしばしばハリソン内科学，第1部第1章の患者–医師関係（The Patient Physician Relationship）に関する記載を引用している（Harrison's Principles of Internal Medicine, 21st edition）[70)].

A）患者（病をもつ人）と医師

a）医師に必要な特性は共感と思いやりである

> 医師は，患者が問題を抱えた個人であり，その問題はしばしば身体症状を上回るものであることを忘れてはならない．患者は“ケース（症例）”ではないし，“入院者”でもないし，“疾患（病名）”でもない．……
>
> これはテクノロジーが高度に発達した現代においてとくに重要である．多くの患者が心配と不安を抱えている．医師の人柄の温かさや openness（心が開かれていること，どんなことでも聞いたり話したりできること）に裏付けられた専門的職業人としての態度は，患者の不安を軽減することや病歴のすべての側面を共有することに大いに役立つ．ケアをしていく医師にとっての本質的な特性は，共感（empathy）とおもいやり（compassion）である．

b）患者の最善の利益が医師の行動の動機である

> 相談しやすさ，真摯な関心の表現，病気のすべての側面を説明するために時間をかけることをいとわないこと，そして文化，ライフスタイル，態度，価値観が異なる患者に対応する際の中立的な態度は，医師の人間性の特徴のほんの一部である．……（中略）……医師は，常に患者の最善の利益（best interest）が自分の行動の主たる動機となるようにするべきである．

c）ケアにおいて重要なQOLの理解

「患者ケアにおけるもう一つの重要な側面は，患者のQOL──個人が最も価値を置くものの主観的評価──を理解することである．そのためには，患者に関する詳細で，時にはかなり私的な知識が必要であり，通常，時間をかけた会話を繰り返すことによってのみ得られる．時間的な制約があって，こういう関わりは困難なのが常であるが，だからといって患者の優先事項を理解し，満たそうとする重要性が減じられるべきではない．

QOLは症状，身体機能や健康観などいくつかの要素に分けられるが，構造化された面接や目的に沿って作成された質問紙によって評価できる．これによって医師は慢性疾患をもつ人の機能や治療に対する主観的見解を知ることができる．医療と医学の実践においては，客観的アウトカムとともに主観的アウトカムを総合的に考慮することが求められる．

d）PwDであるという発想の原点

前述した患者-医師関係（The Patient Physician Relationship）に関する記述の原点は1950年版のHarrison's Principles of Internal Medicineにある．

医師には，患者が症状や徴候，機能障害や臓器障害，感情の乱れの集合体ではないことを理解し，思いやり，気配りをすることが期待されている．患者は人間であり，恐れや希望をもち，安らぎや援助，安心を求めていることを忘れないで欲しい．

これらの記述は，**1**で述べた，糖尿病患者という呼び方を「糖尿病をもつ人PwD」に換えることの本質的意義を語るものであり，それはすでに1950年版のハリソン内科学に書かれているのだ．それから何年が経過したことか．

さらに医師に求められる特性として共感と思いやりを挙げているのは，人間関係を考える上で象徴的である．もう一つの側面として，患者のQOLを理解し，それを充足させることを挙げていることも，本稿で筆者が伝えようとすることを支持するものである．

本邦においても，東京慈恵会医科大学の前身病院の創始者，高木兼寛は1900年初頭に病者を病に悩む人間とみる態度を推奨し，「病気を診ずして病人を診よ」の言葉を残している.

川喜多愛郎は『近代医学の史的基盤』[71]において,「病気とは単なる生物学的な正常からの偏倚（deviation）であるよりは，何よりもひとの悩み（pathema）の一つである．それは身体的な苦痛だけではなしに，それを巡るその人の生活史と存在の全体に関わっている．ひっくるめてその悩みをカヴァーし，それを除くために適切な助力を提供することこそ，医療という技術の究極的に目指すところである」と述べている.

2 言葉の重さ

A）診断や合併症をどう伝えるか——感情面へのインパクト

糖尿病の診断や病態，治療法やその結果を伝えるとき医師の言葉は重要な働きをする．当事者が糖尿病であることを引き受け，治療に取り組むことにおいて，それは大きな役割を果たす.

多くの医療者は自分の言葉の重さを，PwD が自分の意図どおりに理解し行動しているかどうかで判断しているのではないだろうか.「HbA1c 7%未満が合併症予防の目標である」と伝えたとき，それを実現する人は“いい患者”であり，自分の言葉の重要性を理解したと判断する．しかし，それが達成できないと，自分の言葉の重さが伝わっていないと考え，さらに強く伝える（例えば，合併症の怖さを強調する）などの方法を選択するか，教育を繰り返すか，批判する，などになっていないだろうか.

しかし，それらの言葉は医師が考える以上に PwD の認知面だけでなく感情面にも影響する．医師の思いに反してネガティブなインパクトを与えていることがあり，かえって行動変化への阻害要因になることもある．例えば，セルフスティグマの発生に医師の言葉の影響が大きいことは前述した（6-3 参照).

一般的に疾患リスクの知覚（risk perception：重大性，脆弱性，なりやすさなどの認識）は健康行動を促進すると考えられている（ヘルスビリーフモデル）[72]．しかし，今井らは,「糖尿病をもちながら生きていくことを考えるとこわくなる」「将来のことや重い合併症になるかもしれないことが心配である」のレベルになると，食事療法の行動変化を阻害し，抑うつのリスクを高めることを示した.

これは，合併症の説明が不安や恐れを引き起こすレベルになると，それはむしろ逆効果であることを示している．一方で,“医師に対する信頼感”や“治療実行の自信”は行動変化を促進し，うつを減弱させた[73].

JCOPY 498-22306

すなわち，怖いだけでは行動変化に踏み出せず，“やろう”“やれる”という自信を伴うことが重要で，それを支えるのは医療者との信頼感や安心感であるとまとめることができる．すなわち，QOLが高いほうが，またPAID（治療負担感）も低いほうが，治療実行度が高くなる（5-2-1など参照）．

これは変化ステージモデルでも行動変化促進の方法の一つになっている（dramatic relief，CHAPTER 2-1 北谷論文参照）．

PwDにとっては，糖尿病をよく知った上で，医療者と共に前向きな気持ちになれることがポイントであり，強制や負担を感じさせる指導はマイナスになりかねない（仮に成功しても効果は短期的）ということである．繰り返しになるが，エンパワーメント，shared decision making，collaborative careという方向を見失わないことが重要である[69, 72]．

B）言葉の使い方──ADAのコンセンサスレポート

類似する多くの研究結果を踏まえて，ADAは糖尿病ケアと教育における言葉遣いと題し，次のようなコンセンサスレポートを出している[74]．

推 奨：次のような言葉を使いましょう

① 事実と行動あるいは生理学/生物学に基づく言葉，価値判断を含まない，ニュートラル（中立的）な言葉
② スティグマにならない言葉
③ 強みを生かす，敬意をもった，制限しない，希望のある言葉
④ 病をもつ人と医療者の協力関係を育てるような言葉
⑤ その“人”中心になるような（person centered）言葉

それぞれの項目について具体例が解説してあるので原論文を読んでいただきたいが，要点を説明する．

① 例えば，「血糖コントロールが悪い」に替えて，「HbA1cはいくつでした」と科学的事実を伝える．「悪い」は（医療者の）価値判断である．
② 「やる気が見えない」「指示を守らない」「コントロールが悪い」などを使わない．これらの言葉は科学的事実を超えて人間性（道徳）に言及しておりスティグマを生ずる．「コントロールが悪い」は「〜を服薬しているが，血糖値は十分に下がっていない」など①の言葉にする．科学は本来，価値判断しない．

③ できている事実に焦点を当てる．例えば，「指示を守らない」ではなく，「50%服薬している――できている」という表現にする．「○○して欲しい」ではなく，「一緒に計画を立てましょうか」．

④ 例えば，「(治療をきちんとしなければ) 失明や透析になります」と怖がらせるのではなく，「糖尿病をもって健康で長生きをされている方がたくさんいらっしゃいます．いっしょに，毎日どのような生活ができるか計画を立ててみましょう」というような言葉にする．医療者への信頼感はPwDの自己管理行動の程度を改善する．

⑤ Patient centered careから一歩踏み込んでいることに注目する必要がある．Patient centered careは「個人の選好，必要性，価値観を尊重し，それに対応するケアを提供する」と定義されていた（それだけでも随分革新的であった）が，一歩踏み込んでQOLや満足度，共感と思いやりに満ちたコミュニケーションなどがperson centered careの本質であると説明している．

C）自分を傷つけない人

1993年筆者が，ジョスリン糖尿病センターメンタルヘルユニットで糖尿病の心理社会的側面について学んだとき，メンターであったアラン・ジェーコブソン博士が糖尿病をもつ人を診療する際の（精神科の立場から見た）心得のようなことを教えてくださった．その中に次の言葉がある[69, 75]．

> 治療関係について
>
> 患者さんが行動を変えていくためには，強固な信頼関係を築くことが最も重要です．あなたのことを，信頼できる人，自分を傷つけない人，そして強い信念をもった人と思えたとき，患者さんは変わります．そういう関係ができたとき，よく聴く耳と，叱らないで，怒らないでケアしていくセンスとをもちながら，あなたの考えをしっかりと話しましょう．
>
> 最初に，「心配事は何ですか」と尋ねましょう．その答えに沿って診察時間を使いましょう．
>
> Alan Jacobson

この語り全体がエッセンスであるが，その中で筆者が最も強調したいのは，「自分を傷つけない人」という特性である．その安心感があってこそ，人は自分のことを語ることができるのではないだろうか，それが治療に関する真の相談になるのではないだろうか．

D）共感が安心感とQOLを高め，行動変容を生む

人中心コミュニケーション（person centered communication）や医療者による共感は満足度，QOLを高める[69]ことを6-5のまとめとしているが，ここに再度記しておく．

8 合併症や併存症がある方にとっても（糖尿病をもつすべての人の）QOLが高くなるようなケアをしよう

1 合併症をもつ人への治療，身体障害をもつ人へのケア

合併症の発症および進展阻止が糖尿病の治療目標になっているが，実際には合併症をもつ人がいる．また合併症が進展した人もいる．そのような人たちにとってのQOL側面から見たケアを考える．

A）合併症をもつ人への治療

5-2-2）で述べたように合併症があるとQOLは低下するが病期によってその程度は異なる．また測定尺度（DTR-QOLとEQ-5D）によっても若干（感度に）違いがある［図7］［図8］．

軽症の段階では，有効な医学的治療法を知り，実行することによって合併症の進展を止めるか，後戻りや寛解（remission/regression）に持ち込む，あるいは症状を軽減することが治療目標になる．いずれにせよQOL低下を最小限にするということである．

よく言われることであるが，「なぜこうなるまで来なかったのか」とか「このままで行けば○○の状態になってしまうよ」とかのような，叱責・恫喝や非難ではなく，「まだ間に合うことがあります（大丈夫ですとまでは言えなくても）/できることがありますよ」という希望を言葉で伝えて，「今からできることを考えていきましょう」と治療に積極的に取り組めるような関係を作っていくことが重要である．

a）網膜症

単純性（DTR-QOL）から段階的に，あるいは増殖性（EQ-5D）からQOLが低下する．DTR-QOLは生活への影響をより鋭敏に検出するため，より早期から

変化すると思われる．光凝固療法施行によってQOLは若干改善する．硝子体手術は増殖期のQOLを維持する．硝子体手術については最近の手術器具や技術の進歩によって失明を免れることが増えているようである．したがって，できるだけ早期の眼科的治療を可能にする治療関係を作っておく必要がある．

b）腎症

腎症2〜3期からQOLが低下する．この時期は治療によって寛解や後戻り（remission/regression）が期待される時期であり，それによってQOLは回復すると考えられる[76]．

腎症病期の進行に伴って，塩分やカリウム，たんぱく質などの摂取制限が必要になるが，これらはQOLを低下させるという報告もあり[77]，当事者の選好性・価値観や能力あるいは効果などを確認しながら生活に合わせて修正していくなどperson centered careの原則に基づく相談が必要だろう．

c）神経障害

特に有痛性神経障害はQOLをかなり低下させ，抑うつ度も高くなる．薬物治療（プレガバリンやデュロキセチン）は痛みの軽減に応じてQOLを改善するという報告がある[78]．また，認知行動療法が（少なくとも）短期的には有効でQOLや抑うつ度を改善するという報告もある[79]．

自律神経障害は多彩な症状や機能障害をもたらし，心血管死のリスクを高める重大な合併症である[80]．QOLに大きな影響を与えると考えられるが報告がほとんど見当たらない．高原は胃腸症状と排尿障害がQOLを低下させることを報告している[21]．

d）糖尿病性足病変

足潰瘍や足壊疽は，移動困難を生じるため通常生活を制限しQOLを大きく低下させる．また，切断や死亡もリスクも増える．デブリドマン，免荷，虚血や感染の治療が迅速に行われること，再発を予防することが重要であり，早期発見のための相談しやすいチーム医療が必要である[81]．

B）身体障害のある/もつ人（person with disability）へのケア

合併症がさらに進行し，より高度の機能障害（身体障害）をきたした場合を考える．身体障害のある人の支援においては，より個別的で，深く長い関わりが必要となる．内科・外科的治療のみならず，リハビリテーションやメンタルヘルス，社会（保険）制度の専門家，ケースワーカーや介護者の支援も必要になる．また，それ

JCOPY 498-22306

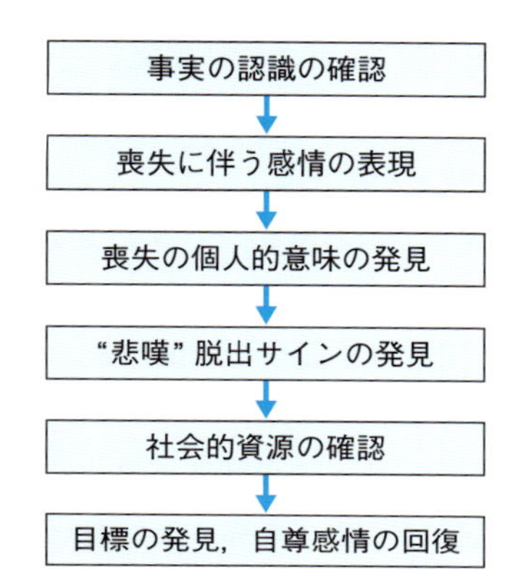

［図 12］Grief 心理ケアの過程
（日本糖尿病学会．糖尿病専門医研修ガイドブック．診断と治療社；2019. p.490-8[82]，
石井 均．糖尿病診療よろづ相談．2012；メジカルビュー社．p.136-47[83]）

らのチームや専門家の調整・手配をマネージする医療者も必要であろう．時間をかけた関わりが続くので担当者が燃え尽きないようチーム全体で支援するというシステムが必要である．

目標は，障害のある人が地域で他者との交流をもちつつ生活していけること，そのための適切な生活/医療/経済的支援が得られること，残存機能を活かして社会参加（あるいは仕事）ができること，楽しみや生き甲斐がもてること，など（HRQOLという）範囲を少し広げたQOLの維持・改善であると考えられる．

a）悲嘆とそのケア

そのような状態に至ったときには，通常大きな心理的動揺-悲嘆（grief）が起こる．この時期を乗り切るためには，医療者がその傍らにいて話を聴き続けるという関わりが有用であるが，この悲嘆のプロセスと支援［図 12］については成書をご覧いただきたい[82, 83]．

b）身体障害が発生した人が遭遇する困難

身体機能の大きな制約は，通常の日常生活の遂行を困難にするほか，以下のような種々の身体心理社会問題を生む[84]．

① 就業が困難となり経済的な問題が生じる．
② 社会的孤立や差別を受けるリスクが増える．
③ 疼痛，感染のリスクが増える，重大な疾患（例：敗血症による死亡）のリスクが増える．

④ セルフネグレクト（食事，衛生などの活動放棄），自尊感情および自己肯定感の低下．
⑤ 抑うつと不安，自殺のリスクが増える．

したがって，日常生活における自立度を高めるような道具，訓練，リハビリテーションや介護，看護，地域医療，施設，政策などを含めた総合的な社会的サポートが必要となる．それがQOLや生活満足度と相関する．

c）下肢切断，失明，末期腎不全（透析）

糖尿病を原因疾患とする場合，これらの状態が単独で存在するのではなく，進行した神経障害，網膜症，腎症が併存していることが多い．

i）下肢切断

糖尿病性足病変あるいは末梢動脈疾患（閉塞性動脈硬化症）によって足切断が行われることがある．足切断は大切断（足関節より近位での切断．下腿切断，大腿切断など）と小切断（足部切断，足趾切断）に分けられる．高原は大切断ではQOLが大きく低下するが，小切断では起立や歩行が白杖なしで可能なためQOL低下は見られないと考察している[21]．患肢救済のために大切断回避が望ましく血行再建術が併用される．

大切断後についてはリハビリテーションが重要である．また，いくつかの環境制御装置（environmental control system：ECS，わずかな指や目や顎の動きでセンサーやスイッチを作動させ電化製品など利用する）も開発されている．これらはQOLを高めることに役立つ[84]．

ii）失明

失明状態でQOLは大きく低下する．いくつかの福祉サービスがある（居宅介護，同行援護，自立・機能訓練，就労移行支援，その他）．また援助器具として，文字を拡大したり，文を読みあげる装置もある．これらを使ってQOLの改善を目指す．

iii）末期腎不全（透析）

他の合併症が併存することも多くQOLは低い．透析継続と自己管理の意欲の継続を支えることが必要である．透析中の体液量，血行動態や低血圧の管理などの技術の進歩が一つの課題である[85]．

糖尿病治療に関連することとしては，インクレチン関連薬が使用できるようになって低血糖のリスクが少なくなったこと，およびグルコース連続モニタリング（CGM）によって血糖管理がしやすくなったことは，QOL改善に寄与しているものと思われる.

9 まとめ 糖尿病医療学──糖尿病をもつすべての人へのケアと QOL

本章は，糖尿病患者から糖尿病をもつ（のある，または PwD）人という呼称への変化がもたらす重要な意味意義から始めて，（糖尿病という病だけではなく）人という観点から見た治療目標──糖尿病のない人と変わらない寿命と QOL ──について考えてきた.

寿命については一つの数字で表現することができるため治療アウトカムとして理解しやすい．しかし，QOL は定義や概念に幅があり，かつ HRQOL に限定しても実際の測定法（質問紙）に多くの種類があるため結果にばらつきがある．また，これを主なアウトカムとした試験も多くない.

しかしながら，QOL は PwD の一人ひとりの実感（主観）を科学的に表現する重要な指標である．一人の人を考えると，一つの医学的アウトカム（HbA1c，血糖値，合併症，寿命）には，一つの QOL が必ず伴っている．糖尿病という病気や治療のアウトカムだけではなく，医療者からの働きかけ（言葉，態度，行為）も QOL に影響する.

QOL はこのような複雑性を抱えているため，十分に理解されてこなかったように感じていたので，今回できるだけ全体像を整理して解説した．糖尿病治療は最大限の利益を PwD が獲得できるよう，医療者と手を組みながら目標を設定し治療していくことが基本となっている（collaborative medicine)．その中で，PwD の価値

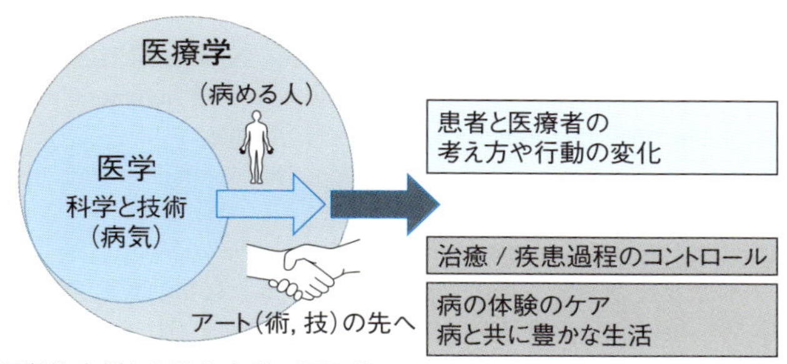

［図 13］ 医学-医療学のアウトカム・目的
（石井 均，編．実践 病を引き受けられない糖尿病患者さんのケア．医学書院；2019[86]，日本内分泌学会，編．内分泌代謝科専門医研修ガイドブック，日本糖尿病学会．糖尿病専門医研修ガイドブックより作成）

観や意向や選好を重視することが唱えられているが（person centered care），QOLはその代表的な指標と言える．

もちろん，それだけで十分とは考えていない．厳密に言えば，QOLは質問紙法に回答されたPwDの考えと感情であり，実際には日常診療の中でPwDと医療者の間の信頼感に裏打ちされたコミュニケーションによって価値観や意向や選好が相互理解される．それは適切な治療法や介入の指針になる．

そのような関係性を尊重しながら，医学の進歩をPwDに手渡し，共に糖尿病をもつ人生を歩んでいくための関わり方の原則や法則，方法論を扱う領域が糖尿病医療学である．科学的側面と人間的側面の両面から糖尿病とその治療を生涯にわたってPwDと共に考えていく領域ということもできる［**図13**］．

精神科医 中井久夫の言葉に倣えば，「医学で治せない病気はあるが，医療の対象にならない病はない」．糖尿病医療学はそのような状態にある人たちを含めて，すべてのPwDにとって少しでもQOLが高まるようなケアを目指している．

◆ 文献

1）Dickinson JK, et al. The use of language in diabetes care and education. Diabetes Care. 2017; 40: 1790-9.

2）Lloyd CE, et al. Language Matters Group. Language matters: a UK perspective. Diabet Med. 2018; 35: 1635-41.

3）American Psychological Association. Guidelines for Nonhandicapping Language. 1992. http://www.apastyle.org/manual/related/nonhandicapping-language.aspx

4）松田道雄．わが生活 わが思想．岩波書店：1988.

5）Institute of Medicine Committee on Quality of Health Care in America. Crossing the quality chasm-a new health system for the 21st century．National Academies Press (US); 2001.

6）Francis R. Report of the mid Staffordshire NHS foundation trust public inquiry: Executive summary. The Stationary Office. 2013. https://www.gov.uk/government/publications/report-of-the-mid-staffordshire-nhs-foundation-trust-public-inquiry

7）Halpern J. From idealized clinical empathy to empathic communication in medical care. Med Health Care Philos. 2014; 17: 301-11.

8）日本糖尿病学会，編．糖尿病治療ガイド2024．文光堂：2024.

9）福原俊一．いまなぜQOLか―患者立脚型アウトカムとしての位置づけ．In：池上直己，他編．臨床のためのQOL評価ハンドブック．医学書院；2001．p.2-7.

10）福田 敬，他．医療経済評価研究における分析手法に関するガイドライン．保健医療科学．2013：62：625-40.

11）鈴鴨よしみ．SF36, SF12, SF8. In：下妻晃二郎，監修．QOL評価マニュアル．医学書院：2023．p.33-8.

12）Ishii H. Development and psychometric validation of the Diabetes Therapy-Related QOL

(DTR-QOL) questionnaire. J Med Econ. 2012; 15: 556-63.
13) 石井 均. DTR-QOL 質問表. In: 下妻晃二郎, 監修. QOL 評価マニュアル. 医学書院: 2023. p.98-105.
14) 能登真一. EQ-5D. In: 下妻晃二郎, 監修. QOL 評価マニュアル. 医学書院: 2023. p. 44-49, 98-105.
15) Marrero DG, et al. Using patient reported outcomes in diabetes research and practice: recommendations from a national workshop. Diabetes Res Clin Pract. 2019; 153: 23-9.
16) Goto A, et al. Causes of death and estimated life expectancy among people with diabetes: a retrospective cohort study in a diabetes clinic. J Diabetes Investig. 2020; 11: 52-4.
17) Nishioka Y, et al. The age of death in Japanese patients with type 2 and type 1 diabetes: a descriptive epidemiological study. J Diabetes Investig. 2022; 13: 1316-20.
18) Ishii H, et al. Quality of life and utility values for cost-effectiveness modeling in Japanese patients with type 2 diabetes. Diabetes Ther. 2020; 11: 2931-43.
19) Nakajima H, et al. Dapagliflozin improves treatment satisfaction in overweight patients with type 2 diabetes mellitus: a patient reported outcome study (PRO study). Diabetol Metab Syndr. 2018; 10: 11.
20) Watada H, et al. Superior HbA1c control with the fixed-ratio combination of insulin degludec and liraglutide (IDegLira) compared with a maximum dose of 50 units of insulin degludec in Japanese individuals with type 2 diabetes in a phase 3, double-blind, randomized trial. Diabetes Obes Metab. 2019; 21: 2694-703
21) Takahara M, et al. Evaluation of health utility values for diabetic complications, treatment regimens, glycemic control and other subjective symptoms in diabetic patients using the EQ-5D-5L. Acta Diabetol. 2019; 56: 309-19.
22) McQueen RB, et al. Association between glycated hemoglobin and health utility for type 1 diabetes. Patient. 2014; 7: 197-205.
23) Smith-Palmer J, et al. Evaluating health-related quality of life in type 1 diabetes: a systematic literature review of utilities for adults with type 1 diabetes. Clinicoecon Outcomes Res. 2016; 8: 559-71.
24) Matza LS, et al. Utilities and disutilities for type 2 diabetes treatment-related attributes. Qual Life Res. 2007; 16: 1251-65.
25) 石井 均, 他. インスリン治療に関する夜間 QOL 質問表 (ITR-QOLN) の臨床知見. 糖尿病. 2008: 51: 601-8.
26) Mashitani T, et al. Diabetes treatment-related quality of life is associated with levels of self-care activities in insulin injection among Japanese patients with type 2 diabetes: Diabetes Distress and Care Registry at Tenri (DDCRT 8). Acta Diabetol. 2015; 52: 639-47.
27) Hayashino Y, et al; Diabetes Distress and Care Registry at Tenri Study Group. Association of diabetes therapy-related quality of life and physical activity levels in patients with type 2 diabetes receiving medication therapy: the Diabetes Distress and Care Registry at Tenri (DDCRT 17). Acta Diabetol. 2018; 55: 165-73.
28) Ishii H, et al. Improvement of glycemic control and quality-of-life by insulin lispro therapy: assessing benefits by ITR-QOL questionnaires. Diabetes Res Clin Pract. 2008; 81: 169-78.
29) Newman C, et al. Patient-reported outcomes (PROs) in randomised controlled trials in diabe-

tes and pregnancy: protocol for a systematic review. BMJ Open. 2021; 11: e052506.
30) Mita T, et al. The effect of linagliptin versus metformin treatment-related quality of life in patients with type 2 diabetes mellitus. Diabetes Ther. 2019; 10: 119-34.
31) Oita M, et al. Satisfaction and efficacy of switching from daily dipeptidyl peptidase-4 inhibitors to weekly trelagliptin in patients with type 2 diabetes-randomized controlled study. Endocr J. 2018; 65: 141-50.
32) Ishii H, et al. Randomized multicenter evaluation of quality of life and treatment satisfaction in type 2 diabetes patients receiving once-weekly trelagliptin versus a daily dipeptidyl peptidase-4 inhibitor. Diabetes Ther. 2019; 10: 1369-80.
33) Ishii H, et al. Quality-of-life comparison of dapagliflozin versus dipeptidyl peptidase 4 inhibitors in patients with type 2 diabetes mellitus: a randomized controlled trial (J-BOND Study). Diabetes Ther. 2020; 11: 2959-77.
34) Katakami N, et al. The influence of tofogliflozin on treatment-related quality of life in patients with type 2 diabetes mellitus. Diabetes Ther. 2021; 12: 2499-515.
35) Yamada Y, et al. Dose-response, efficacy, and safety of oral semaglutide monotherapy in Japanese patients with type 2 diabetes (PIONEER 9): a 52-week, phase 2/3a, randomised, controlled trial. Lancet Diabetes Endocrinol. 2020; 8: 377-91.
36) Ishii H, et al. Effect of orally administered semaglutide versus dulaglutide on diabetes-related quality of life in Japanese patients with type 2 diabetes: the PIONEER 10 randomized, active-controlled trial. Diabetes Ther. 2021; 12: 613-23.
37) Okada M, et al. Effect of switching basal insulin regimen to degludec on quality of life in Japanese patients with type 1 and type 2 diabetes mellitus. J Pharm Health Care Sci. 2015; 1: 26.
38) Iga R, et al. Glycemic variability in type 1 diabetes compared with degludec and glargine on the morning injection: an open-label randomized controlled trial. Diabetes Ther. 2017; 8: 783-92.
39) Shigiyama F, et al. A real-world, prospective, non-interventional study of adults with T2D switching to IDegAsp from glargine U100 or U300 in Japan. Diabetes Ther. 2021; 12: 2405-21.
40) Ishii H, et al. Improvement of quality of life through glycemic control by liraglutide, a GLP-1 analog, in insulin-naive patients with type 2 diabetes mellitus: the PAGE1 study. Diabetol Metab Syndr. 2017; 9: 3.
41) Ishii H, et al. Once-weekly dulaglutide with iInsulin therapy for type 2 diabetes: efficacy and safety results from a phase 4, randomized, placebo-controlled study. Diabetes Ther. 2020; 11: 133-45.
42) Ishii H, et al. Therapy-related satisfaction and quality of life for Japanese people with diabetes using rapid-acting insulin analogs: a web-based survey. Diabetes Ther. 2024; 15: 1577-95.
43) Tsai YC, et al. Quality of life predicts risks of end-stage renal disease and mortality in patients with chronic kidney disease. Nephrol Dial Transplant. 2010; 25: 1621-6.
44) Haaf P, et al. BARDOT study group. Quality of life as predictor for the development of cardiac ischemia in high-risk asymptomatic diabetic patients. J Nucl Cardiol. 2017; 24: 772-82.

45) Hayashino Y, et al; Diabetes Distress and Care Registry at Tenri Study Group. Diabetes distress is associated with future risk of progression of diabetic nephropathy in adults with type 2 diabetes: a prospective cohort study (Diabetes distress and care registry at Tenri [DDCRT23]). Can J Diabetes. 2023; 47: 519-24.
46) American Diabetes Association Professional Practice Committee. Erratum. 9. Pharmacologic approaches to glycemic treatment: standards of care in diabetes-2024. Diabetes Care 2024; 47 (Suppl. 1): S158-S178. Diabetes Care. 2024; 47: 1238.
47) Huang ES. Management of diabetes mellitus in older people with comorbidities. BMJ. 2016; 353: i2200.
48) Jiao F, et al. Health-related quality of life and health preference of Chinese patients with diabetes mellitus managed in primary care and secondary care setting: decrements associated with individual complication and number of complications. Health Qual Life Outcomes. 2017; 15: 125.
49) Matza LS, et al. A qualitative examination of the content validity of the EQ-5D-5L in patients with type 2 diabetes. Health Qual Life Outcomes. 2015; 13: 192.
50) Maisey NR, et al. Baseline quality of life predicts survival in patients with advanced colorectal cancer. Eur J Cancer. 2002; 38: 1351-7.
51) Perl J, et al. Association between changes in quality of life and mortality in hemodialysis patients: results from the DOPPS. Nephrol Dial Transplant. 2017; 32: 521-7.
52) Rumsfeld SJ, et al. Health-related quality of life as a predictor of mortality following coronary artery bypass graft surgery. Survey Anesthesiol. 2000; 44: 326.
53) Phyo AZZ, et al. Quality of life and mortality in the general population: a systematic review and meta-analysis. BMC Public Health. 2020; 20: 1596.
54) Hayashino Y, et al; Diabetes Distress and Care Registry at Tenri Study Group. Predictive validity of each item of the 8-item short-form health survey for all-cause mortality in Japanese patients with type 2 diabetes: a prospective cohort study (Diabetes distress and care registry at Tenri [DDCRT19]). Exp Clin Endocrinol Diabetes. 2021; 129: 722-8.
55) Hayashino et al; Diabetes Distress and Care Registry at Tenri Study Group. Association between diabetes distress and all-cause mortality in Japanese individuals with type 2 diabetes: a prospective cohort study (Diabetes distress and care registry in Tenri [DDCRT18]). Diabetologia. 2018; 61: 1978-84.
56) Shiroiwa T, et al. Japanese population norms for preference-based measures: EQ-5D-3L, EQ-5D-5L, and SF-6D. Qual Life Res. 2016; 25: 707-19.
57) Huang ES, et al. Patient perceptions of quality of life with diabetes-related complications and treatments. Diabetes Care. 2007; 30: 2478-83.
58) Vijan S, et al. Effect of patients' risks and preferences on health gains with plasma glucose level lowering in type 2 diabetes mellitus. JAMA Intern Med. 2014; 174: 1227-34.
59) Westall SJ, et al. The individualisation of glycaemic targets in response to patient characteristics in type 2 diabetes: a scoping review. Clin Med (Lond). 2022; 22: 257-65.
60) The Diabetes Control and Complications Trial Research Group. The effect of intensive treatment of diabetes on the development and progression of long-term complications in insulin-dependent diabetes mellitus. N Engl J Med. 1993; 329: 977-86.

61) Testa MA, et al. Assessment of quality-of-life outcomes. N Engl J Med. 1996; 334: 835-40.
62) Ferreira PL, et al. Empowerment and knowledge as determinants for quality of life: a contribution to a better type 2 diabetes self-management. Int J Environ Res Public Health. 2023; 20: 4544.
63) Ueno H, et al. The association between health literacy levels and patient-reported outcomes in Japanese type 2 diabetic patients. SAGE Open Med. 2019; 7: 205031211986564.
64) Watkins KW, et al. Effect of adults' self-regulation of diabetes on quality-of-life outcomes. Diabetes Care. 2000; 23: 1511-5.
65) Nakaue J, et al. Development of a self-efficacy questionnaire, 'Insulin Therapy Self-efficacy Scale (ITSS)', for insulin users in Japanese: the Self-efficacy-Q study. J Diabetes Investig. 2019; 10: 358-66.
66) 石井 均．2 型糖尿病のスティグマ―心理社会的視点から．糖尿病．2023; 66: 237-9.
67) Gredig D, et al. Diabetes-related stigma affects the quality of life of people living with diabetes mellitus in Switzerland: implications for healthcare providers. Health Soc Care Community. 2017; 25: 1620-33.
68) Himmelstein MS, et al. At multiple fronts: diabetes stigma and weight stigma in adults with type 2 diabetes. Diabet Med. 2021; 38: e14387.
69) 石井 均．糖尿病医療の体験から得た共感の役割．In：石井 均，編．医療現場の共感力．金芳堂：2023. p.4-24.
70) Harrison's Principles of Internal Medicine, 21st edition. Part1, Chapter1 The Practice of Medicine.
71) 川喜田愛郎．近代医学の史的基盤(上・下)．岩波書店；1977.
72) 石井 均．健康信念モデル(ヘルスビリーフモデル)．In：糖尿病医療学入門―こころと行動のガイドブック．医学書院：2016．p.48-52.
73) Imai H, et al; J-DOIT2 Study Group. Risk perception, self-efficacy, trust for physician, depression, and behavior modification in diabetic patients. J Health Psychol. 2020; 25: 350-60.
74) Dickinson JK, et al. The use of language in diabetes care and education. Diabetes Care. 2017; 40: 1790-99.
75) 石井 均．糖尿病―心理と行動を学ぶ人のための Key Sentence 12 ―私が学んだ珠玉の言葉より．糖尿病診療マスター．2005; 3: 20-4.
76) Yokoyama H, et al. Association between remission of macroalbuminuria and preservation of renal function in patients with type 2 diabetes with overt proteinuria. Diabetes Care. 2013; 36: 3227-33.
77) Shide K, et al. Patients' perception on the nutritional therapy for diabetic nephropathy. Jpn Clin Med. 2014; 5: 9-13.
78) Bril V, et al; American Academy of Neurology; American Association of Neuromuscular and Electrodiagnostic Medicine; American Academy of Physical Medicine and Rehabilitation. Evidence-based guideline: treatment of painful diabetic neuropathy: report of the American Academy of Neurology, the American Association of Neuromuscular and Electrodiagnostic Medicine, and the American Academy of Physical Medicine and Rehabilitation. Neurology. 2011; 76: 1758-65.
79) Bai Y, et al. Effect of cognitive-behavioral therapy or mindfulness therapy on pain and quality

of life in patients with diabetic neuropathy: a systematic review and meta-analysis. Pain Manag Nurs. 2022; 23: 861-70.
80) Vinik AI, et al. Diabetic autonomic neuropathy. Diabetes Care. 2003; 26: 1553-79.
81) Armstrong DG, et al. Diabetic foot ulcers: a review. JAMA. 2023; 330: 62-75.
82) 糖尿病患者の心理的問題. In: 日本糖尿病学会, 編著. 糖尿病専門医研修ガイドブック. 診断と治療社; 2019. p.490-8.
83) 石井 均. 先生, こんなことができました. In: 糖尿病こころのよろづ相談. メジカルビュー; 2012. p.136-47.
84) Craig A, et al. The efficacy and benefits of environmental control systems for the severely disabled. Med Sci Monit. 2005; 11: RA32-9.
85) Cavallari G, et al. The nephrologist's role in the collaborative multi-specialist network taking care of patients with diabetes on maintenance hemodialysis: an overview. J Clin Med. 2022 11: 1521.
86) 石井 均. 実践! 病を引き受けられない糖尿病患者さんのケア. 医学書院; 2019.

〈石井　均〉

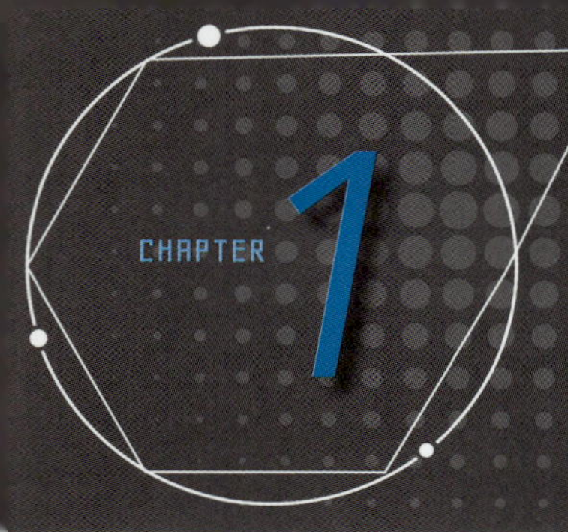

糖尿病合併症・併存症を見つける

section 1 糖尿病のある人についての初期の初期

● 緒言

糖尿病の治療は，糖尿病であることを告げたときからすでに始まっている．糖尿病と初めて言われたときの患者の反応は一様ではない．我々医療者はこのときから患者の行動，心理を理解するように努めることが肝要である．なぜならそのことがその後の治療に大きく影響するからである．そして，これから歩む道筋を明示していくことが求められる．

1 糖尿病と診断されて間もない患者を受け持ったら

1 糖尿病のさまざまなステージ

①毎年，定期検診を受けていた人が初めて糖尿病と診断された場合には糖尿病発症早期と思われるが，②検診を久しぶりに受けたところ糖尿病と診断された場合や糖尿病と直接関連のない他の病気が先に見つかり，糖尿病が併存していたことが判明した場合には糖尿病がいつ発症したか不明確である．また③診断時に網膜症，腎症，大血管障害などの糖尿病合併症をすでに有していた場合には罹病期間が長いことが示唆される．したがって，糖尿病と診断されて間もない患者を受け持った場合には，そのステージを判定するところから始めることが寛容である．

2 “糖尿病”の受け止めについて

糖尿病と初めて言われた場合，糖尿病のある人となるわけであるが，さまざまな反応を示すことが知られている．中でも，強い心理的危機が訪れる場合があり，医療者は注意を払う必要がある．悲嘆のプロセスと呼ばれているこの過程は，①ショック期：事実を受け入れられない時期，②悲嘆期：事実を認知し，強い悲しみにとらわれる期，③解消期：新しい適応を求める時期，に分かれる[1]．

糖尿病の診断時または病名の告知時の患者の心理状態を調査したDAWN調査[2]によると，「糖尿病と診断されたときどのように思ったか」という質問について，1型糖尿病では「憂うつになった」(50%)，「自分の人生へどんな影響が出るか心配だった」(50%)，「初めは信じられなかった」(47%)，ショック，悲嘆を示す回答が多く，1型糖尿病がある日突然自分に降りかかってきた予測不能の重大な事態であることを示している．2型糖尿病の場合には「あまり心配しなかった」(52%)，「自己管理ができていなかったことに罪悪感をもった」（47%）が多かったが，「憂うつになった」(37%)，「初めは信じられなかった」(34%）など発症に対するショックや不安は少ない．2型では1型と比較して，身体症状が軽く，自覚症状も少なく現実感に乏しいこと，また，治療法も食事，運動，初期は内服薬であることなど，比較的身近に感じることが関係していると思われる．

しかし，中にはその後の治療や療養行動に影響を与える反応がある．最初の段階は事実の告知からのショック期である．ショック期において特に問題となるのは「否認」である．否認とは「不安やつらさから逃れるために，起こった現実を認めない」という心の働き（防衛反応）である．否認は，初期の状況ではショックを和らげたり，病気と闘う力を生み出し有効であるが，いつでもこのような心の動きが続くことは好ましくない．この状態に気づくためには以下の症状や認識などが参考となる．①疲れやすい，飲水量が増えた，ぼやけて見えるなどの症状，②病院や診療所に行くことを避ける，③糖尿病の話題を聞いたり，見たり，話したりすることを避ける，④糖尿病の治療は単に薬を飲んだり，インスリンを注射するだけでいいと思っている，⑤糖尿病について「ちょっと血糖が高いだけ」「糖尿病の気があるだけ」などと思っている場合には「否認」の状態を疑う必要がある．注意しなければならないのは，初期の医療者の対応により患者に「否認」を作り出す可能性である．「否認」が生じるのは，患者が自分の状況に対して対処法がないと絶望的になることが引き金となる．糖尿病は治療可能な疾患であり，患者自身の生活習慣に応じた柔軟な治療法があることを理解してもらうことが，否認から抜け出す第一歩となる．

2 診察のポイント

糖尿病と診断された場合には，まず合併症や併存症の有無およびそのステージを確認し，並行して心理的なステージについても明らかにすることが求められる．ADA（米国糖尿病学会）・EASD（欧州糖尿病学会）のコンセンサスレポートにも記載されているように[3)]，網膜症や腎症の合併の有無とその病期，心血管の合併の有無，高血圧，脂質異常症の程度などにより血糖降下薬の選択や併存症などの治療方法が異なってくるため早期の診断が必要である．以下のような具体例を参考にすると理解しやすい．

症例 1　糖尿病発症早期例

45 歳女性，会社の健診を毎年欠かさず受けていた．空腹時血糖は常に，100 mg/dL 未満であったが，昨年は 102 mg/dL と初めて 100 mg/dL を超えた．今年の健診では血糖 130 mg/dL，HbA1c 6.8%と糖尿病を指摘され，専門医を受診するように勧められた．

症例 2　糖尿病の合併症が進行している症例

52 歳男性，数カ月前から，左目の飛蚊症を認めていた．2 週間前から視力の低下を自覚し，眼科を受診したところ眼底出血を指摘された．糖尿病性網膜症と診断され，糖尿病専門医を紹介され当院を受診．随時血糖 360 mg/dL，HbA1c 10.6%であり糖尿病と診断した．また，尿 Alb 330 mg/gCr，eGFR 57 mL/分/1.73 m^2，糖尿病性腎症 3 期，CKD 重症度 G3a，Alb 尿区分 A3 であった．

症例 1 では糖尿病発症早期であり，合併症を有する可能性は低い．一方，症例 2 ではすでに網膜症，腎症を有しており，糖尿病罹病期間は 10 年以上と推測される．両者で治療方針，検査の進め方は大きく異なる．このように，初診時には糖尿病の病期を分類し，それに応じた説明が求められる．

心理的なステージによっても治療へのアプローチが変わるため，糖尿病と診断されたことが患者にどのように認識されているかを明らかにする必要がある．具体的には，糖尿病と告げられた人が，悲嘆のプロセスのどの段階にいるかを把握する．そして，その人の時期に応じた対応をとることが必要である［**表 1**］．前述のように，最初の段階は，事実の告知からショック期であり，そこから抜けると次に悲嘆

［表 1］参考となる時期に応じた心理・社会的援助法

悲嘆のプロセスの段階	現状や事実がどう認識されているかを明らかにする方法
悲嘆期	• 感情が表現できる場を提供する • 自殺念慮に注意する • 個人にとっての失われたものの意味，最も重大な喪失は何かを発見する
悲嘆期から解消期へ	• 変化しようとする言動を発見する • 新たに必要なセルフケア技術の指導
解消期	• 利用できる社会資源を伝える • 新しい状況への適応が自信につながる

期が訪れる．

悲嘆期は事実を認知し，強い悲しみにとらわれる時期である．悲嘆期には，［表1］にある通りその患者に応じた対応が求められる．悲嘆期から解消期には，変化しようとする言動を発見し，セルフケア技術の指導をしたり，社会資源の情報を伝えるなどの対応が必要である．

3 糖尿病合併症（細小血管症，大血管症）をどう説明するか

糖尿病の合併症には，高度のインスリン作用不足によって起こる急性合併症と，長年の高血糖によって起こる慢性合併症があり，いずれも患者の QOL，生命予後を悪化させる．

1 急性合併症について

高度のインスリン作用不足は，急性代謝失調を起こす．高血糖の程度が強い場合には，口渇，多飲，多尿，全身倦怠感，体重減少などを生じ，糖尿病性ケトアシドーシスや高血糖高浸透圧症候群などが起こる．発見が遅れると生命予後の悪化につながるが，適切な初期治療により症状は速やかに改善する．糖尿病のある人は感染症にかかりやすい．肺結核も稀ではなく，尿路感染症や皮膚疾患も見られ，特に足の皮膚感染症は壊疽の原因となりうる．感染症は糖尿病に特異的ではないが，非糖尿病に比べて感染症にかかりやすく，かかると重症化しやすくかつ難治性である．糖尿病が COVID-19 の重症化の危険因子であることはよく知られており，感染症の例として取り上げると理解しやすい．

2 慢性合併症について

検診などで糖尿病を疑われて受診するケースでは自覚症状がないことが多いため，受診のモチベーションの維持が難しいことが多い．したがって，外来通院の必要性を十分に認識していないと，定期通院が途切れる可能性が高くなる．そこで，まず高血糖状態を放置すると慢性合併症が生じるリスクが生じ，そのリスクの軽減には高血糖の是正が必要であることを説明する．さらに，慢性合併症の病態・機序などを理解してもらうことも重要である．長時間持続する高血糖などの代謝障害，高血圧などの血管障害によって起こる全身の血管を中心とした組織の変性や機能喪失が原因である．主に細小血管症である網膜症，腎症および神経障害と，大血管症である冠動脈疾患，脳血管疾患および末梢動脈疾患に分類され，さらに足病変もある．

次に，高血糖の是正方法について，食事，運動，薬物などの治療などがあるが．その治療は一時的なものではなく，長期にわたる継続的な治療が必要であることを簡易な言葉で十分に理解できるように説明をする．治療の継続には糖尿病のある人と治療の目標の共有が重要である．1985 年に WHO が示した糖尿病治療の目標［表 2］は参考となる．

こうした治療目標の理解を前提として，次に個々の合併症の詳細について説明する．

前述のように糖尿病の慢性合併症には生活の質（QOL）に大きく影響を及ぼす細小血管症である網膜症，腎症，糖尿病性神経障害と生命予後に大きく影響を及ぼす大血管症である冠動脈疾患，脳血管疾患，および末梢動脈疾患などがある．それぞれについて発症した場合の身体や日常生活への影響ならびにその予防，治療法について説明する．いずれも，具体的な例を挙げると患者の理解が深まる．

［表 2］ 糖尿病治療の目標

1	糖尿病のある人の生命を維持し，糖尿病症状を取り除く
2	可能な限り正常な社会生活を送れるようにする
3	良好な代謝状態を維持する
4	糖尿病の合併症を予防する
5	糖尿病のない人と変わらぬ QOL と寿命を保つ

(Diabetes mellitus: report of a WHO study group, 1985[4] より作成)

JCOPY 498-22306

4 糖尿病の併存症をどうやって説明するか

『糖尿病治療ガイド 2024』には，糖尿病の併存症（疾患）としては①骨病変，②手の病変，③歯周病，④認知症，⑤がんなどが記載されている[5)].

骨病変：1型，2型糖尿病ともに骨折の頻度が高いことが報告されている[6)]．1型糖尿病では骨密度が低下しており，2型糖尿病では非糖尿病と比較して骨密度が高いにもかかわらず，骨折の頻度が高い.

手の病変：手のこわばり，指の動きの運動制限あるいは痛みなどを訴えた場合，糖尿病に伴う手の病変として狭窄性屈筋腱鞘炎，手根幹症候群，Dupuytren 拘縮あるいは関節運動制限（limited joint mobility：LJM）の合併について考慮する.

歯周病：血糖コントロールの不良は歯周病を重症化させる．特に高齢者，喫煙者，肥満者，免疫不全患者では罹患率が高い．歯周病が重症であるほど血糖コントロールは不良となる．また歯周病治療によって歯周組織の慢性炎症が改善すると，インスリン抵抗性が軽減し，血糖コントロール状態も改善することが報告されている.

認知症：認知症のない高齢者を追跡した調査によると，認知症の発症リスクは血糖コントロールの悪化とともに上昇し，脳血管性認知症は 1.8 倍，アルツハイマー型認知症は 2.1 倍のリスク上昇が認められた[7)]．欧米の研究でも同様の報告がなされている[8)].

がん：日本人糖尿病患者の死因第 1 位はがんである．糖尿病では結腸がん，肝がん，膵がん，乳がん，子宮内膜がん，膀胱がんのリスクが増加することが報告されている[9)]．糖尿病を初めて診断された場合や急激な血糖コントロールの悪化，急激な体重減少などの場合にはがんを原因の一つとして鑑別する必要がある.

最近では，フレイル，サルコペニアについても併存症に含めるとする考え方が出てきている．実際，糖尿病ではサルコペニア，フレイルになりやすいことが報告されており[10, 11)]，また，サルコペニア，フレイルでは糖尿病が悪化しやすい.

このように糖尿病では多くの合併症や併存症のリスクがあり，それぞれの疾患の内容およびその合併の有無，現在の状態および治療方針を説明していく必要がある．しかし，それをすべて初回の外来で説明することには無理がある．一度に多くの情報を提供しても，患者の理解は進まず，逆に混乱を与えてしまうこともある．特に高齢者の場合には，じっくり時間をかけて順番に説明していくことで理解が深まる．したがって，合併症や併存症についての説明は1回の外来診察でテーマを一つ二つに絞り，患者のペースに合わせてゆっくり行っていくようにすることが肝要である．また，繰り返し説明することも重要である．

5 糖尿病の初期の治療戦略

初期の治療戦略は，本節の1～4を総括したものになる．

1. 糖尿病のある人の現在の状態の把握

- 問診などにより，罹病期間，既往歴，家族歴，嗜好歴ならびに生活習慣，特に食事の摂取カロリー，栄養素比率，飲酒，間食の有無など食事内容，運動量，種類，職業などを明らかにする．心理状態を把握することも忘れてはならない．
- 現症，採血，尿検査から糖尿病の病型（1型，2型，その他など）の鑑別，腎症，神経障害，網膜症などの合併症を把握する．
- 各種X線検査，心電図，R-R間隔，筋電図などにより合併症の有無，重症度ならびにがん，認知症などの併存症の有無を明らかにする．

2. 1により生活習慣，糖尿病のステージを合併症や併存症および心理的状態に分けて評価する

3. 生活習慣への介入

- 目標体重，至適エネルギー摂取量，栄養素比率，食事の順番などについて
- 運動の種類，時間，負荷量の設定
- 嗜好品，特に禁煙，節酒など

4. 薬物治療

- 日本糖尿病学会の2型糖尿病の薬物療法のアルゴリズム[12)]やADA，EASDコンセンサスレポート[3)]などを参考に，動脈硬化性疾患，心血管疾患，心不全，CKDなどの合併の有無によって治療薬を選択する．
- インスリン分泌量，インスリン抵抗性，肥満などを考慮し，早期のGLP-1受容体作動薬，インスリンなどの注射薬の導入についても検討する．

5. 長期的に治療への道筋をつける

糖尿病は完全に治癒することはなく，継続的な治療が必要である．したがって，定期的な外来通院，検査などを行い，合併症や併存症の発症・進展を阻止していくことが求められる．そのためには目先の治療のみならず，長期的な治療計画を提示し，治療の中断を防いでいくことが非常に重要となる．

◆ 文献

1) 日本糖尿病学会，編．糖尿病療養指導のてびき．南江堂；2020．p.167-72.
2) Alberti G. The DAWN (Diabetes Attitudes Wishes and Needs) study. Pract Diab Int. 2002; 19: 22-4a.
3) Davies MJ, et al. Management of hyperglycemia in type 2 diabetes, 2022. A consensus report by the American Diabetes Association (ADA) and the European Association for the Study of Diabetes (EASD). Diabetes Care. 2022; 45: 2753-86.
4) WHO Study Group on Diabetes Mellitus & World Health Organization. (1985). Diabetes mellitus: report of a WHO study group [meeting held in Geneva from 11 to 16 February 1985]. World Health Organization. https://iris.who.int/handle/10665/39592
5) 日本糖尿病学会，編著．糖尿病治療ガイド 2024．文光堂；2024．p.85-7
6) Janghorbani M, et al. Prospective study of diabetes and risk of hip fracture: the Nurses' Health Study. Diabetes Care. 2006; 29: 1573-8.
7) Ohara T, et al. Glucose tolerance status and risk of dementia in the community: the Hisayama study. Neurology. 2011; 77: 1126-34.
8) Cheng G, et al. Diabetes as a risk factor for dementia and mild cognitive impairment: a meta-analysis of longitudinal studies. Intern Med J. 2012; 42: 484-91.
9) Goto A, et al. Diabetes and cancer risk: a mendelian randomization study. Int J Cancer. 2020; 146: 712-9.
10) Hanlon P, et al. Frailty measurement, prevalence, incidence, and clinical implications in people with diabetes: a systematic review and study-level meta-analysis. Lancet Healthy Longev. 2020; 1: e106-16.
11) Anagnostis P, et al. Type 2 diabetes mellitus is associated with increased risk of sarcopenia: a systematic review and meta-analysis. Calcif Tissue Int. 2020; 107: 453-63.
12) 坊内良太郎，他．2 型糖尿病の薬物療法のアルゴリズム(第 2 版)．糖尿病．2023; 66: 715-33.

〈山川　正〉

section 2
糖尿病合併症の予兆・発症を見つけ出す

● 緒言

糖尿病のある人は非常に多い．2019年に厚生労働省によって施行された国民健康・栄養調査では，20歳以上の男性の19.7%，女性の10.8%で糖尿病が見られ，年齢と共に増加傾向となっていた[1)]．また同報告で，BMI 25.0 kg/m^2 以上の肥満者は，男性33.0%，女性22.3%で認められた[1)]．糖尿病は肥満を伴うことも多く，また肥満はなくても，インスリン抵抗性を一因として，脂肪肝や脂質異常症を合併することが多い[2)]．また，糖尿病性細小血管障害として，腎障害を合併することをよく経験する．

上述したように，糖尿病外来の日常診療で，脂肪肝と思われる肝障害や脂質異常症および糖尿病性腎症/腎硬化症/腎臓病と考えられる腎障害をほぼ毎日経験する．しかし，それらの合併症の中には，糖尿病や肥満が原因でない，全く別の機序で合併している可能性もあり，糖尿病医師として，肝および腎障害，脂質異常症を正しく診断できることは，非常に肝要であると考える．睡眠時無呼吸症候群など，糖尿病や肥満に関連する疾患は多数存在するが，本節前半では，鑑別診断の重要性から，肝・腎障害，脂質異常症を概説する．本節で概説する鑑別疾患は，頻度の多い疾患を選択し，あくまで鑑別の一部であるため，詳細を把握する必要のある方は，『内分泌代謝科専門医研修ガイドブック』(日本内分泌学会，編．診断と治療社；2018) などを参照されたい．

1 肝障害について

頻度の多い疾患

糖尿病患者を診る上で，最も多いのは脂肪肝であろう．非アルコール性脂肪性肝疾患 (nonalcoholic fatty liver disease：NAFLD) は，①非アルコール性 (エタノール換算で男性30 g/日・女性20 g/日以下)，②組織診断あるいは画像診断で脂肪肝を認める，③アルコール性肝障害など他の肝疾患を除外，の3項目を満たす疾患と定義される[3)]．日本における疫学調査による有病率は29.7%と報告されている[4)]．

鑑別すべき疾患

NAFLDの定義にもあるように，飲酒習慣は確認すべき項目である．筆者個人的には，鑑別の見落としがないように，心臓や甲状腺などの主要臓器の影響がないかを検討するようにしている．うっ血肝や橋本病/バセドウ病などは，心エコーや採血などで否定しておきたい．B型肝炎やC型肝炎も，稀ではあるが劇症化することもあるので，検査しておくべきと考える．上記項目でも肝障害の原因がわからないときは，抗核抗体やIgG/A/Mなど免疫グロブリン，抗ミトコンドリア抗体を提出して，自己免疫による肝障害もスクリーニングをしておくべきである．日本で施行された調査研究で，10万人あたり，自己免疫性肝炎は23.9人，原発性胆汁性肝硬変は33.8人と報告されている[5]．筆者の施設ではスクリーニングの結果，数年に数人，これらの疾患が疑われ，消化器内科で追加の精査を依頼している．決して少なくはない．

2 腎障害について

糖尿病性腎症について

典型的には，糖尿病性腎症はアルブミン尿を呈した後に，推算糸球体濾過量（eGFR）が低下していくと報告されている[6]．

鑑別すべき疾患

糖尿病性腎症と考えられる症例であっても，別の機序で腎障害が起こっている可能性を否定しておく必要はある．例えば急性進行性糸球体腎炎では，急激に腎機能の増悪が見られるので，血尿陽性の急速に進行する腎機能障害では，一番に鑑別すべきと考える．次に，ループス腎炎（全身性エリテマトーデスの有病率は10万人あたり30〜50人であり，約半数にループス腎炎を発症すると言われている[7]，IgA腎症（10万人あたり4.5人の有病率[8]，多発性骨髄腫（年間発症率10万人あたり6.1人[9] などが，頻度の多い腎障害であると考える．ループス腎炎/IgA腎症/多発性骨髄腫を否定するために提出する採血項目として，抗核抗体，IgG/A/Mといった免疫グロブリン，補体で上記3疾患は鑑別可能であるので，是非一度は，鑑別採血を提出することをお勧めする．多発性骨髄腫が見つからなくても，単クローン性ガンマグロブリン血症（monoclonal gammopathy of undetermined significance：MGUS）は，よく遭遇する．

3 脂質異常症について

頻度の多い疾患

糖尿病や肥満に伴うインスリン抵抗性，脂質の過剰摂取などにより，2 型糖尿病患者では高率に脂質異常症をきたす．筆者が認知機能の調査のために横浜市栄区の病院および診療所で行った臨床研究でも，2 型糖尿病患者の 74.6％で脂質異常症を合併していた[10]．本稿では特に，高 LDL 血症について論じることとする．

鑑別すべき疾患

高 LDL 血症の鑑別として，筆者は肝障害と同様，腎臓や肝臓，甲状腺などの主要臓器の影響がないかを検討するようにしている．腎障害から高 LDL 血症をきたす疾患としては，ネフローゼ症候群が挙げられる．尿蛋白定性検査で目安がつくので，高 LDL 血症の鑑別の際に尿定性検査は必須項目と考える．次に肝障害から高 LDL 血症をきたす疾患として，胆汁うっ滞を起こす原発性胆汁性肝硬変（primary biliary cirrhosis：PBC）が挙げられる．胆汁排泄が困難となり，コレステロール代謝産物の排泄低下が起こるため，高 LDL 血症をきたす．高 LDL 血症に肝障害を伴う場合は，PBC を疑い，抗核抗体や IgG/A/M など免疫グロブリンを提出しスクリーニングを行うべきと考える．次に甲状腺疾患では，橋本病は見落とせない．代謝低下に伴い，高 LDL 血症をきたす．その他，先端巨大症，Cushing 症候群なども鑑別に挙がるが，特徴的な身体所見が存在するため，脂質異常症を契機に見つかることは経験がない．次にいくつかの家族性の高脂血症を考える．その中で，家族性高コレステロール血症（familial hypercholesterolemia：FH）は，LDL 目標値が異なるため（LDL-C 100 mg/dL もしくは未治療時の 50％以下），きちんと鑑別しなければならない．FH ヘテロ接合体の診断基準は，①未治療時の LDL-C 値が 180 mg/dL，②腱黄色腫/皮膚結節性黄色腫，③早発性冠動脈疾患の家族歴，のうち 2 項目を有することで診断に至るため，病歴と身体診察を注意深く行うべきである．FH はわが国でも 300～600 人に 1 人程度の割合で存在することが報告されており[11]，非常に頻度が高いため，見逃してはならない．

4 症例提示

症例提示と解説

- 受診目的：甲状腺機能異常および貧血精査．

JCOPY 498-22306

- 現病歴：91歳の女性．90歳時に認知機能低下あり，近医を受診したところ，甲状腺機能異常と貧血を認め，当科紹介となった．体重減少や動悸，振戦は認めず．
- 既往歴：60歳代で本態性高血圧症と診断されたが通院中断，輸血や手術歴なし．
- 家族歴：娘が2型糖尿病．
- 現症：心拍数72回/分，整，血圧152/83 mmHg，BMI 26.2 kg/m^2，眼瞼結膜に貧血なし，眼球結膜に黄染なし，甲状腺七條分類 Ⅲ度，弾性軟，両側に結節を触知，皮疹なし，レイノー現象を認めず，皮膚瘙痒感なし．
- 主要な検査所見：

  尿所見：蛋白（－），潜血（－），白血球（－）．

  血液所見：WBC 6700/μL（異常血球を認めず），RBC 337万/μL，Hb 10.1 g/dL，Ht 32.4%，MCV 96.1 fL，MCHC 31.2%，PLT 21.4万/μL．

  血液生化学所見：Alb 3.6 g/dL，BUN 31.2 mg/dL，Cr 1.33 mg/dL，eGFR 29 mL/min/1.73 m^2，AST 23 IU/L，ALT 15 IU/L，T-Bil 0.47 mg/dL，ALP 150 IU/L，γGTP 55 IU/L，空腹時血糖 132 mg/dL，HbA1c 6.7%，PT（INR）1.08，抗GAD抗体陰性．
- 内分泌学的検査所見：fT3 3.97 pg/mL，fT4 1.75 ng/mL，TSH感度未満，TRAb 1.24 IU/mL，TSAb 83%，抗TG抗体 855 IU/mL．
- 甲状腺エコー：内部エコー粗造，腫大，実質の血流正常，両側に2～4 cm大の辺縁低エコーを伴う腫瘤が散在，右葉上極の腫瘤は血流増加を認める．
- 甲状腺シンチグラフィー（^{99m}Tc）：右葉上極に腫瘤状に集積，実質は集積低下．
- プロブレムリスト

  #1. 糖尿病：肥満，家族歴あり，2型糖尿病と考えられた．

  #2. 甲状腺機能亢進症 ⟶ プランマー病

血液検査で甲状腺機能亢進を呈し，甲状腺自己抗体，甲状腺エコーおよびTcシンチグラフィーの検査結果からプランマー病と考えられた．ヨードシンチグラムは，介護状況から困難であった．90歳と高齢であり，手術療法の同意が得られず，RI療法を検討することとした．

#3. 腎機能低下：eGFR 30 mL/min/1.73m^{2}以下の腎機能低下を呈していた．血尿や尿蛋白陰性であり，腎炎合併の可能性は非常に低いと考えたが，念のため，下記採血検査を提出した．

追加血液検査所見：IgG 1318 mg/dL，IgA 357 mg/dL，IgM 351 mg/dL，抗核抗体核膜型 160 倍，HBs 抗原 陰性．
胸腹部単純 CT 検査：肝辺縁整，萎縮なし，両腎に皮質の菲薄化と腎萎縮を認める．腹水，脾腫なし．

特徴的な皮疹やレイノー現象を認めず，尿蛋白や潜血陰性であり，全身性エリテマトーデスに伴うループス腎炎は考えにくいと考え，補体の検査項目を調べなかった．IgA は正常域であるが，IgA 腎症基準値 315 mg/dL を超えていて，今後の尿定性検査の推移に注意が必要と考えた．輸血や手術歴なく，HBVs や e 抗体を調査せず．CT で両腎の菲薄化が著明であることから，腎硬化症と考えた．

抗核抗体核膜型が 160 倍であることと，IgM 高値であること．一般採血検査で胆道系酵素の上昇があることから，原発性胆汁性肝硬変を疑い，抗ミトコンドリア M2 抗体定量を検査すると，252.2 U/mL と著明高値であった．胆道系酵素の上昇は，甲状腺機能亢進の影響も否定できず，高齢を理由に組織検査の同意も得られず，原発性胆汁性肝硬変が強く疑われるものの，診断には至らなかった．

次に Hb 10.1 g/dL と軽度の貧血を認めたため，下記検査を追加した．

追加血液検査所見：Fe 91 μg/dL，TIBC 288 μg/dL，UIBC 197 μg/dL，フェリチン 63 ng/mL，エリスロポエチン 7.5 mIU/mL．

何らかの血液疾患が関与している可能性も否定できないが，補充で治癒しうる貧血として，鉄欠乏性貧血と腎性貧血を考えた．エリスロポエチンの相対低値より，腎性貧血が考えられ，赤血球造血刺激因子製剤投与を検討することとした．

まとめ

本症例は，超高齢者が認知症発症を契機に，プランマー病および腎性貧血と診断，腎硬化症と考えられ，原発性胆汁性肝硬変が強く疑われる症例であった．治療は，本人および家族の意思と介護状況にゆだねられ，現在方針を相談中である．今

JCOPY 498-22306

後，この患者が急激な肝臓もしくは腎機能増悪が見られたときにどのように対処するか，また万が一，死亡したときも，死因の推測ができる疾患の把握ができたと考える．

糖尿病は有病率の高い疾患であり，さまざまな疾患を合併している可能性がある．本症例の診断にあたり，腎臓内科や消化器内科医師に質問し，教示を得た．糖尿病医として，他科の医師とコミュニケーションをとり，総合内科としての技術を高めていくことは，患者を診るために，肝要なことであると改めて考えた．

◆ 文献

1) 厚生労働省．令和元年 国民健康・栄養調査結果の概要．https://www.mhlw.go.jp/content/10900000/000687163.pdf（2024 年 12 月 26 日閲覧）
2) Filippas-Ntekouan S, et al. SGLT-2 inhibitors: pharmacokinetics characteristics and effects on lipids. Expert Opin Drug Metab Toxicol. 2018; 14: 1113-21.
3) Tokushige K, et al. Evidence-based clinical practice guidelines for nonalcoholic fatty liver disease/nonalcoholic steatohepatitis 2020. J Gastroenterol. 2021; 56: 951-63; Hepatol Res. 2021; 51: 1013-25.
4) Eguchi Y, et al. Prevalence and associated metabolic factors of nonalcoholic fatty liver disease in the general population from 2009 to 2010 in Japan: a multicenter large retrospective study. J Gastroenterol. 2012; 47: 586-95.
5) Tanaka A, et al. Increase trend in the prevalence and male-to-female ratio of primary biliary cholangitis, autoimmune hepatitis, and primary sclerosing cholangitis in Japan. Hepatol Res. 2019; 49: 881-9.
6) Qi C, et al. Classification and differential diagnosis of diabetic nephropathy. J Diabetes Res. 2017; 2017: 8637138.
7) 三村明夫．全身性エリテマトーデス．日内会誌．2015; 104: 2118-24.
8) Schena FP, et al. Epidemiology of IgA nephropathy: a global perspective. Semin Nephrol. 2018; 38: 435-42.
9) Suzuki T, et al. Recent advances in the management of older adults with newly diagnosed multiple myeloma in Japan. Jpn J Clin Oncol. 2022; 52: 966-74.
10) Minami T, et al. The effect of long-term past glycemic control on executive function among patients with type 2 diabetes mellitus. Diabetol Int. 2019; 11: 114-20.
11) Hu P, et al. Prevalence of familial hypercholesterolemia among the general population and patients with atherosclerotic cardiovascular disease: a systematic review and meta-analysis. Circulation. 2020; 141: 1742-59.

〈南　太一〉

section 3
糖尿病併存症の予兆・発症を見つけ出す

● 緒言

糖尿病のある人（PwD）におけるさまざまな併存症を早く見つけ出すためには，PwDと医療者の信頼関係が重要である．PwDは，信頼した医療者にのみ，悩みを打ち明ける．例えば，主治医が変更になった際に，PwDから，以前の医師は話を聞いてくれなかった，言いたいけど言える雰囲気でなかった，などと打ち明けられることがある．両者が血糖管理にのみ着目するのでなく，悩みを共に解決できる，そのような関係性の構築が何より重要と感じている．医療者には，PwDの悩みが自身の専門分野以外でも，目を背けず，適切なアドバイス，フォロー，他科への紹介など，誠実に対応する姿勢が求められる．本稿では，比較的多く出会う症状から想起すべき併存症，また，意識しておくべき併存症について述べる．

1 症状別の想起・予防すべき併存症

血圧上昇

PwDと高血圧の関連は非常に深く，高血圧症を有する場合，細小血管症や大血管症のリスクが高くなる[1]．そのため，スムーズな診断そして治療介入が重要である．患者から血圧が高いと言われた場合，その血圧は，誰がいつどこで測定した血圧なのかを意識する．外来診療において，診察時血圧を確認することが多いが，診察時血圧と家庭血圧が異なる白衣高血圧や仮面高血圧といったケースもある[2]．また，PwDにおける高血圧の特徴として，血圧の日内リズムが障害され，夜間睡眠中の血圧が低下せず，早朝高血圧を引き起こすことがある．以上の点から，家庭血圧測定を指導することが望ましい．しかし，血圧計購入に際し，経済的な負担を強いることになる．そのため，一律に推奨するのではなく，患者背景を考慮し，測定の必要性を理解のうえ購入していただくと治療もスムーズになることが多い．指導する際は，測定時間，回数，血圧計の使用方法などを説明し，血圧データは自己申告でなく，手帳に記載をしてもらい，確認する．家庭血圧が測定できない場合，信頼性に問題がある場合，変動が大きい場合など，24時間自由行動下血圧測定計での測定も考慮する．初めて指摘された高血圧や，短期間での顕著な血圧上昇，治療

JCOPY 498-22306

抵抗性高血圧の症例などでは，二次性高血圧（睡眠時無呼吸症候群，原発性アルドステロン症，腎血管性高血圧，褐色細胞腫など）スクリーニングを意識した，問診，血液検査，尿検査などを含めて，診療することが推奨される．

体重変化（体重減少・増加）

まずPwDの体重を把握することが重要である．体重が減ったと訴える患者のほぼ半数で実際に体重を測定してみると体重は変化していないとも言われる[3]．一方で，明らかに体重が減っている人がそれに気づいていないことも稀ではない．そのため，受診毎に体重を測定し，医療者側が体重変化に気がつけるようにしたい．筆者は，PwDに診察室内にある体重計に目の前で乗ってもらい，必ずカルテに記録するようにしている．体重記録がない場合は，PwDのベルト穴の位置や洋服サイズの変化を確認することも助けになる．体重変化に関しては，原因となる疾患に関連した徴候や症状がないか，注意深く確認する．同居家族や，ヘルパー，訪問看護など本人以外に環境や体調の変化を確認することも診断の助けとなる場合もあるため，社会的背景を把握することは重要である．

体重減少に関しては，その原因は広範囲にわたるが，高齢者において，よく見られるのは，抑うつ，悪性腫瘍，消化器疾患（逆流性食道炎，胃・十二指腸潰瘍など）である[3]．

気分の落ち込みの有無，悪性腫瘍の除外は必ずしておきたい．体重増加に関しては，原因となる疾患として，腎不全や心不全，ネフローゼ症候群，甲状腺機能低下症やCushing症候群など内分泌疾患が挙げられる．また，副腎皮質ステロイド薬や向精神薬，経口避妊薬など薬剤による影響，気分変調による過食など精神的なストレスが影響する場合など多岐にわたる．いずれも，問診，血液検査，画像検査を通じて，必要時，速やかに他科へのコンサルトにつなげていきたい．

食欲不振

食欲不振では，口腔や消化管，心肺・腎機能などの全身臓器の影響や社会的ストレスなど，その原因は多岐にわたる．食べられなくなったという訴えがあった際には，いつからどのくらいの期間続いているのか，味覚障害の有無，気分の変化，体重変化，他の症状，精神的ストレスなど，詳細な問診をすることで，ある程度，原因を絞り込む．また，薬剤により，食欲不振，味覚変化，悪心・嘔吐などを引き起こす場合もあるため，服用している薬剤が関与しているかどうかを除外する必要がある．高齢者の食欲不振の原因としては，悪性腫瘍，感染症，うつ病がよく見られるが，社会歴や生活歴が関係している場合もあるため，「MEALS ON WHEELS」[4]で鑑別することも有用である．

消化器症状

PwDの消化器症状の中で，便秘症状が最も頻度が多いとされている．便秘は，PwDのQOLを著しく低下させる病態である．しかし，便秘で悩んでいても，医療者側に相談していない場合があることは留意すべきである．問診上，排便回数減少と排便困難という症状に分類を行う．排便回数減少の目安としては排便回数が週3回未満であることが挙げられるが，排便回数だけでなく，性状を確認することが重要である[5]．性状に関しては，ブリストル便形状スケールで確認し[6]，日本人では，タイプ4で快便を感じると言われており，この便形状を目指す必要がある．筆者は，排便習慣を確認して初めて，週1回程度の排便に悩んでいることが判明したPwDを経験している．その方は，便秘薬の調整で，2日に1回のスムーズな排便が可能となり，血糖管理以上に満足されていた．医療者が把握する以上に便秘で困っている方は多いと推測される．現在，便秘薬選択の幅も広がっており，1人でもPwDのQOLが改善するよう，日々の診療で確認されたい．

呼吸器症状

PwDにおける呼吸器症状として，注意すべきは，心不全による息切れや呼吸困難である．心不全の初期には，坂道を上る，重いものをもつと息切れを自覚するといった程度のため，必ずしも医療者側に訴えるとは限らない．しかし，心不全が進行すると，安静下でも呼吸困難が見られるようになり，仰臥位で悪化することが多く，夜間睡眠時に呼吸苦が出現することもある．疫学研究では，PwDの心不全発症リスクは，糖尿病のない人に比較して高頻度（11.8% vs 4.8%）であることが報告されている[7]．PwDにおいて，自覚症状がなくても，気がついていないケースもあるため，年1回スクリーニング血液検査（BNPかNT-ProBNP），胸部X線，心電図が推奨されている[8]．

発熱

日本の感染症法では，37.5℃以上を発熱，38℃以上を高熱，と定義している．発熱の場合，期間，熱型，他の症状の有無などを確認することが重要である．中には，38.3℃以上の発熱が3週間以上持続するなど，不明熱とされるケースもある[9]．その際は，感染症，悪性腫瘍，膠原病を念頭に鑑別することが重要である．PwDで診断がつきにくい感染症としては，膿瘍（後腹膜膿瘍，腹腔内膿瘍）に注意が必要である．

【症例提示】40歳女性．未治療PwDで，2週間前から右腰背部痛，倦怠感，食思不振を自覚し，近医を受診した際に，高血糖を指摘された（HbA1c 15.7％，随時血糖259 mg/dL）．精査目的で当科紹介となった．自宅では体温は測定していなかったが，発熱を認め，炎症反応高値，CT検査で，後腹膜膿瘍と診断された．

血糖管理が不良のPwDでは，宿主感染防御機能を低下させることが知られ，さまざまな感染症や膿瘍を合併することが多いとされる．本症例のように比較的若年であっても，膿瘍を念頭におくことが重要となる．

気分の落ち込み

PwDは，糖尿病のない人に比べて，抑うつ症状を有する人が2倍多いと報告されている[10]．糖尿病の治療には，セルフケアが重要であるが，その中で，食事や運動を管理する難しさ，治療に終わりがない，合併症への不安など，心理的な負担を感じる方は多い．ストレスにうまく対応できない場合は，セルフケアのアドヒアランスが低下し，血糖管理悪化や合併症発症に影響したり，治療を中断してしまうケースもある．気分の落ち込みが生じやすい状況としては，初めて糖尿病と診断されたときや合併症を発症したときが挙げられる．医療者としては，PwDの感情の変化を把握することが重要である．しかし，まだ信頼関係を築いていない場合は，医療者に打ち明けてくれない場合もある．また，家族に言えず一人で悩みを抱えている人もいる．さらにはうつ状態に自分で気づかない人もいる．うつ症状を見逃さないためには，睡眠，食欲，意欲，生活習慣の変化（アルコール，喫煙量など）などにも注意を配る．当院ではPwDの教育入院時に，糖尿病問題領域質問票(PAID)[11]で，心理的負担を評価している．このようなツールも予兆，発症を見つけ出すのに有用である．

物忘れ

PwDは，糖尿病のない人に比べて，認知症に1.43～1.91倍なりやすいと報告されている[12]．認知機能の低下は，セルフケアのアドヒアランス低下に影響する．

服薬やインスリン自己注射が困難となり，血糖管理が悪化したり，インスリン注射のタイミングや投与量を間違えることで，低血糖頻度が増加することもある．早期発見のためには，PwDの認知機能を把握していることが重要である．本人と介護者からの問診で，手段的ADL低下（買い物，服薬管理，金銭管理など），セルフケア障害，意欲の低下，抑うつ，知的活動低下に関するエピソードを聴取することが重要である．これらに問題がある場合は，スクリーニング検査として，DASC-21，DASC-8，MoCA-J，MMSE，HDS-Rなどが推奨されている．詳細は，『高齢者糖尿病診療ガイドライン2023』[13]をご参照いただきたい．疑わしい場合は，認知症に関わる専門医に紹介し，社会的サポートの早期導入につなげるなど，多職種と連携が重要である．

皮膚病変

PwDの皮膚病変として，注意すべきは，足病変である．その成因としては，神経障害と血流障害が挙げられるが，神経障害の関与する率が高い．PwDに靴擦れ，熱傷などの外的要因が加わると，足潰瘍から下肢切断に至る．日常臨床の場で，足の皮膚の状態や変形，神経障害，血流障害の有無を評価することが望ましい．しかし，多くの患者への包括的な評価は時間的に難しく，実際，行われていないのが現状と考える．問診，診察，教育を短い時間で可能とする「AAA（Act Against Amputation）3分間足病チェック」という診察法があり，参照されたい[14]．PwDから訴えがあった際は，すでに進行しているケースが多い．上記の簡易診察法やフットケア外来・教育を通じて，定期的に足の状態を把握することが，下肢切断の予防となりうる．

全身の痛み

PwDにかかわらず，痛みは他人の共感を得られない場合もあり，非常に辛い悩みとなる．痛みの原因として，筋痛，関節痛，神経障害性疼痛，骨痛，それ以外の痛みに分類される．詳細は，『慢性疼痛診療ガイドライン』[15]などを参照されたい．本稿では，全身の痛みに関して，高齢者に多く，比較的遭遇するケースの多い，リウマチ性多発筋痛症（polymyalgia rheumatica：PMR）を提示する．

【症例提示】80歳女性のPwDで，他院で治療を受けていた．数カ月前から全身の痛みが出現し，近医整形外科で診察を受けるも異常はなしとされていた．痛みにより日常生活に支障をきたし，最近，血糖管理も悪くなり，当科に教育入院となった．問診上，微熱，両側大腿部筋痛を認めた．精査の結果，PMRの診断となり，ステロイドが開始された．開始直後より，劇的に症状は改善した．

上記症例だけでなく，PwDにとって，血糖管理よりも，痛みをどうにかして欲しいと切に願う方は多い．痛みの原因を一緒に考えていく，その姿勢が重要と考える．

2 その他，意識しておくべき疾患

睡眠障害

PwDにおける不眠症の合併は多く，横断研究では，PwDにおける不眠症の有病率は47.4%とされ，糖尿病のない人の23.8%に比べ，高いことが報告されている[16]．また，糖尿病と睡眠障害が相互に悪影響を及ぼしていると考えられており，PwDの睡眠の質や時間を把握することは重要である．必ずしも医療者に不眠を訴えるわけではないため，どのような睡眠障害が存在するかを問診する．入眠障害，中途覚醒，早朝覚醒など，睡眠の問題はどこにあるのか，発症時期，きっかけの有無，睡眠時間の長さや質，睡眠環境，服用薬，職業などを聴取する．また，眠っている間の情報（いびきや呼吸停止など）を家族に確認することも重要である．また，自身が評価する主観的評価方法として，エプワース眠気尺度（Epworth Sleepiness Scale：ESS）やピッツバーグ睡眠質問票（Pittsburgh Sleep Quality Index：PSQI）の利用も考慮する．不眠の背景に，うつ病や睡眠時無呼吸症候群が存在する場合もあるため，上記，不眠に伴う症状の有無，家族からの情報収集などが参考となる．

悪性腫瘍

PwDにおける死因の第1位は悪性腫瘍である．近年の疫学研究で，糖尿病が多くのがんによって発症リスクを有意に増加させることが明らかとなり，特に，大腸がん，膵臓がん，肝臓がんの有意なリスク上昇を示したといった報告もされている．このような背景の中，PwDでは，診断時や生活習慣の変化がないにもかかわらず血糖管理が悪化した際には，膵がんを含めた悪性腫瘍検索が重要である．

【症例提示】60歳代男性．他院通院し，血糖管理不良にて2年前に教育入院していた際に，悪性腫瘍検索目的で単純CT検査が施行され，明らかな悪性腫瘍は認めなかった．数カ月前に，急激な血糖管理不良を認め，精査にて膵がんと診断され，化学療法が施行された．

上記症例に関しては，2年前に造影CTを施行していても発見には至らなかった可能性もある．しかし，膵がんの画像検査として，造影CTが推奨されており[17]，腎機能低下やアレルギーで施行できない例を除いては，血糖管理が悪化した際には，積極的に造影CT検査を行う必要がある．

嚥下障害

嚥下障害は，原因により，器質的，運動障害性，機能性の3つに分類される．詳細は，『嚥下障害診療ガイドライン』[18]を参照されたい．水物がむせやすい，食事が喉につかえる，食事の後に喉がゼロゼロする，食事に時間がかかる，などあれば，嚥下障害を疑う．加齢により嚥下障害は生じやすいため，特に高齢のPwDにおいては，同居家族やヘルパー，訪問看護師など周りからも情報収集が必要である．嚥下障害により，誤嚥性肺炎を発症し，ADL低下を進めることもある．当院では，誤嚥性肺炎で入院した方には，耳鼻咽喉科で内視鏡的嚥下機能評価を行い，栄養サポートチーム（NST）が介入し，嚥下機能にあわせた食形態推奨など，再発防止のため多職種で介入している．早期に嚥下機能評価が可能となれば，少しでも誤嚥性肺炎発症の防止にもつながる．

二次性糖尿病の原因となる内分泌疾患

糖尿病の原因として，甲状腺機能異常，副腎機能異常，下垂体機能異常など，ホルモン分泌異常が影響している場合がある．日常臨床の場では，Cushing徴候や先端巨大症顔貌など，特徴的な身体所見がないかどうか，常に疑う目をもつ必要がある．疑わしい場合は，血液検査，画像検査含め，積極的に検査を行いたい．原疾患の治療により血糖管理が改善することが多い．

【症例提示】50歳代女性．健診は受けておらず子宮筋腫術前の血液検査でHbA1c 10.6%と高値を指摘され，当院教育入院となった．入院第2病日，突然の頭痛を認め，精査の結果，下垂体卒中となり，脳神経外科で待機的手術が施行された．身体所見では，口唇・鼻の拡大など先端巨大症様顔貌を認め，血液検査，病理検査でも先端巨大症に矛盾しない結果となった．新型コロナウイルス感染防止のため，universal maskingの徹底が早期発見に気が付けなかった影響がある．あらためて注意深い身体診察が重要であることを痛感させられた．

JCOPY 498-22306

フレイル・サルコペニア

フレイルは，筋力・筋量の低下（サルコペニア）のために，動作の俊敏性が失われ，転倒しやすくなるような身体的フレイルのみならず，咀嚼や嚥下障害など口腔機能低下によるオーラルフレイル，認知機能低下やうつなどの心理的フレイル，社会的サポート不足や閉じこもりなどの社会的フレイルを含む包括的な概念である．糖尿病はフレイルやADL低下を起こしやすく，フレイルやADL低下，サルコペニアを併存した糖尿病者では死亡リスクが高いため，早期発見が重要である[13)]．フレイルにはさまざまな評価法があるが，身体的フレイルの評価法として，改訂J-CHS基準など[19)]が，広義フレイルの評価法として，基本チェックリスト[20)]がある．また，DASC-8はさまざまなフレイルの指標と関連し[21)]，またそのカテゴリー分類は高齢者糖尿病における血糖管理目標値の決定に利用できるため有用である．サルコペニアの診断・治療については，『サルコペニア診療ガイドライン』[22)]をご参照いただきたい．まず簡便なスクリーニング法として，下腿周囲長の測定やSARC-Fという簡便な質問表を使う．条件を満たすものには，握力または5回椅子立ち上がりテストを行って，いずれかが基準以下であれば，サルコペニアの可能性ありと考えられ，骨格量筋量を測定しなくても，この時点から，生活指導の介入を行う．

歯周病

PwDは歯周病になりやすいことが知られている．歯周病は慢性炎症として血糖管理に悪影響を及ぼし，また，歯周炎の重症度が高いほど，血糖管理が困難になるとされる[1)]．PwDの歯周病の状況を把握することが重要であるが，歯周病は，歯茎から出血した，歯がぐらぐらする，歯の根が見えてきたなど，進行してから初めて症状が出てくる．そのような状態では抜歯を余儀なくされる例も多い．早期発見，治療には，歯科での定期検診が重要となる．歯周病と糖尿病との関連を説明し，理解していただき，糖尿病連携手帳を活用することで，PwDの歯科検診率を上げることが大事である．そのためには，医療者としても地域における医科歯科連携を推進することも重要である．

◆ 文献

1） 日本糖尿病学会，編．糖尿病診療ガイドライン 2024．南江堂；2024.
2） 日本高血圧学会，編．高血圧治療ガイドライン 2019．ライフサイエンス出版；2019.

3) 福井次矢, 他. ハリソン内科学. 2版. メディカル・サイエンス・インターナショナル; 2006. p.238-40.
4) Huffman GB. Evaluating and treating unintentional weight loss in the elderly. Am Fam Physician. 2002; 65: 640-50.
5) 中島 淳. 実地診療における慢性便秘症の病態と診断. 日本消化器病学会雑誌. 2023; 120: 231-8.
6) Longstreth GF, et al. Functional bowel disorders. Gastroenterology. 2006; 130: 1480-91.
7) Nichols GA, et al. Congestive heart failure in type 2 diabetes: prevalence, incidence, and risk factors. Diabetes Care. 2001; 24: 1614-9.
8) 日本循環器学会, 日本糖尿病学会合同委員会, 編. 糖代謝異常者における循環器病の診断・予防・治療に関するコンセンサスステートメント. 2020.
9) Durack DT, et al. Fever of unknown origin-reexamined and redefined. Curr Clin Top Infect Dis. 1991; 11: 35-51.
10) Anderson RJ, et al. The prevalence of comorbid depression in adults with diabetes: a meta-analysis. Diabetes Care. 2001; 24: 1069-78.
11) 石井 均. 血糖コントロールに影響する要因. 糖尿病医療学入門. 医学書院; 2011. p.16-23.
12) Park SW, et al. Accelerated loss of skeletal muscle strength in older adults with type 2 diabetes: the health, aging, and body composition study. Diabetes Care. 2007; 30: 1507-12.
13) 日本老年医学会, 日本糖尿病学会. 高齢者糖尿病診療ガイドライン 2023. 南江堂; 2023.
14) Act Against Amputatiton.
https://www.aaa-amputation.net/media/2021085-142751-419.pdf
15) 慢性疼痛診療ガイドライン作成ワーキンググループ. 慢性疼痛診療ガイドライン. CBR; 2021.
16) Taylor DJ, et al. Comorbidity of chronic insomnia with medical problems. Sleep. 2007; 30: 213-8.
17) 日本膵臓学会, 編. 膵癌診療ガイドライン 2022 年版. 金原出版; 2022.
18) 日本耳鼻咽喉科学会, 編. 嚥下障害診療ガイドライン 2018 年版. 金原出版; 2018.
19) Satake S, et al. The revised Japanese version of the Cardiovascular Health Study criteria (revised J-CHS criteria). Geriatr Gerontol Int. 2020; 20: 992-3.
20) 「介護予防のための生活機能評価に関するマニュアル」分担研究班. 介護予防のための生活機能評価に関するマニュアル(改訂版). 2009.
21) Toyoshima K, et al. Use of Dementia Assessment Sheet for Community-based Integrated Care System 8-items (DASC-8) for the screening of frailty and components of comprehensive geriatric assessment. Geriatr Gerontol Int. 2020; 20: 1157-63.
22) サルコペニア診療ガイドライン作成委員会, 編. サルコペニア診療ガイドライン 2017 年版. 日本サルコペニア・フレイル学会, 国立長寿医療研究センター(2020 年一部改訂).

〈田島一樹〉

JCOPY 498-22306

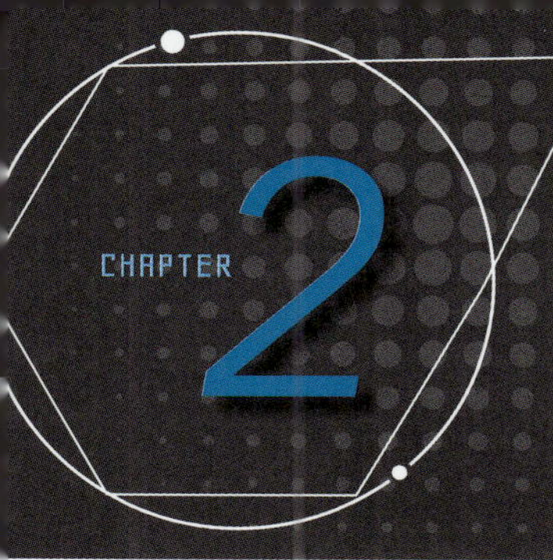

糖尿病合併症・併存症をコントロールする（糖尿病からの視点）

section 1

HbA1c 高値が続くときの糖尿病診療

1 血糖値が高い状態が続くのは，療養行動を「しない/できない」からではなく，「しない/できない理由，事情がある」からである

血糖値が持続して高い糖尿病を抱えて生きる人々を前に，我々医療者は何を思うだろうか．

例えば，外来で．A さんは膵部分切除後の膵性糖尿病の 70 歳代男性，合併症や併存症はない．数年前からインスリン分泌低下による血糖上昇が顕著になり，インスリン治療をお勧めしているが「絶対にインスリンは嫌です．薬を出すなら飲み薬で」とインスリン治療を頑なに拒否している．生活態度はよく理解力もよいため，インスリン治療は十分施行可能と判断するが，どうしても受け入れてもらえない．HbA1c 値の推移をグラフにしてお示ししてみたが「高いですね」で会話も途切れる．私の説明不足？　医学的力量の問題？　それとも，患者さんの本心を聞き出せない私が悪いのか？「これじゃあ，クリニカルイナーシャまっしぐらだな…….」こんなことを思い，なんとも言えない罪悪感にさいなまれながら同じ処方を続けて次回の予約をお取りする．

健康的な生活に向けて，インスリン生理作用の医学的説明と血糖が高い事実を武器にして，「これを下げれば，あなたには明るい未来が待っています」と，健康行動理論的に治療への自発的・積極的参加を促し，患者さんが，もしこれらの提案に同意され，医療者側が最良と考える療養行動が実行されれば，ある程度血糖の改善は期待できるはずである．

しかし実際には，もちろん患者さんのためを思ってこれらを提案しても，受け入れられない，実践されない場合も多く，血糖高値は持続する．その背景には，糖尿病を抱えて生きている患者さん一人ひとりの，固有の，さまざまな，できない理由・事情の存在があるのかもしれない．我々医療者が，血糖高値が持続する患者さんと共に歩んでいくためには，まずこの事実を医療者側が認識して，一人ひとりの，固有の，さまざまな，できない理由・事情に深くこころを寄せながら，それらと共に生きている目の前の患者さん全体を抱えていく覚悟をもつことが重要であると考える．

2 血糖高値の真の理由に迫りながら，患者さんとともに治療を進めるために ――糖尿病治療の 2 つのアプローチ，相互参加モデルとその盲点，困難さ

では，A さんのような方に対しては，どのように「血糖値が高い本当の理由」に迫りながら，共に良好な血糖コントロールに向けて治療を進めていけばよいのだろうか．

医学的な枠組みで治療が手詰まりになったときには，いったん医学的な糖尿病から離れて，「HbA1c 10%の膵性糖尿病患者 A さん」ではなく「糖尿病を抱えて生きる生活者 A さん」に関心を寄せること，そして，「生活者 A さんが，インスリン治療を受け入れられないのはなぜか？」と考えることが重要である．それは，糖尿病治療の大部分を占める自己管理行動が，一人ひとりの生活の営みの中で行われるからである．我々の提示する治療方法が，いかに医学的に正しくても，それが実生活に種々の理由で即さない，また受け入れがたいものであれば，それは実行されない．

このように，糖尿病治療においては，医学的アプローチと，患者さんの心理社会的な要因を考慮しながら治療を進める心理学的アプローチの 2 つのルートがあり，これらが融合した患者中心アプローチ（person centered approach）が，生化学的な結果，身体機能，QOL も含めた総合的な治療結果の改善に効果的だとされている［図 1］[1)]．

今から約 30 年前（筆者が医師国家試験に合格した頃）は，医療者–患者関係はいわゆるパターナリズム，急性期モデルが主流であり，医療者が患者の責任を負い，患者は医療者からの治療法や指示に従うのが通常であった．しかし，そんな時代で

JCOPY 498-22306

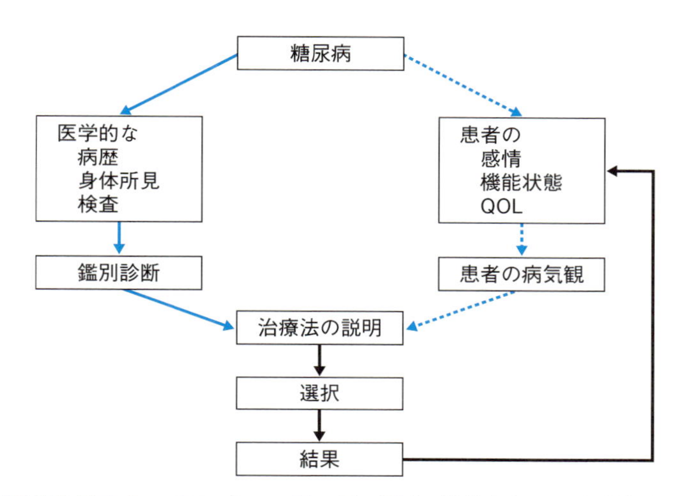

［図 1］糖尿病治療の 2 つのアプローチと，その融合，総体としての患者中心アプローチ
左青実線ルート：医学的アプローチ
右青破線ルート：心理学的アプローチ
中央黒ルート：相互協力的に行われる共同作業

も，医療者が提示する治療法を受け入れられない，実行しない一定数の患者さんは存在し，我々はそんな人たちを「コンプライアンス不良」などと呼び，合併症を食い止めたい一心で必死に正しい方向に誘導・指導したが，多くの場合好ましい行動変容は起こらなかった．そんな頃，1993 年当時天理よろづ相談所病院におられた石井 均先生（現 奈良県立医科大学教授）は，「医学的なアプローチだけでは説明がつかない，患者の不実行や治療への不参加」などの臨床上の疑問を抱えて，糖尿病診療における心理・社会的領域の問題と医療者の支援について学ぶために，米国ジョスリン糖尿病センター（Joslin Diabetes Center）のメンタルヘルスユニットに留学された．帰国後そこで得られたたくさんの知見を，特に心理学的アプローチを中心に，療養指導の現場に紹介してくださった．私は，ちょうど糖尿病を自分の専門とし始めた医師 5〜6 年目の頃，自己管理行動が実行されない患者さんと日々格闘する中，石井先生の「『できない患者』ではなく『できない理由のある患者』と考える」の言葉に出会って衝撃を受けた．「糖尿病患者」として患者さんをみるのではなく，「糖尿病を抱えて生きるひとり」として目の前の患者さんに関心を寄せること，患者さんの事情や準備状態（変化ステージ）を把握して配慮しながら，医学的な評価を押しつけずに共に治療を進めることが，ひいては患者さんが糖尿病を自分事として受け入れ，主体的に治療に取り組み，行動変容につながることを知った．心理学的アプローチに必要な知識──行動変化ステージモデル（多理論統合モデル）や，エンパワーメントの理念──などについて勉強しながら，「何をすることが，患者中心になるのか」を赴任先の病院で患者さんにかかわりながら模索した．

今日では，このような「患者中心」の考え方は，当たり前のように受け入れられているかもしれない．しかし，これは筆者の私見ではあるが，この考えが当時の糖尿病療養支援の現場に与えたインパクトは，とても大きかったとお伝えしたい．それくらい急性期治療における医療者-患者関係が主流であった当時，エンパワーメントの立場*に自分たちの立ち位置を変えることは本当に難しかった．

*問題の特定と治療の主体は医療者であり，診断と結果の責任を医療者が負う，という急性期モデルと異なり，問題の特定や治療の主体は患者であり，医療者は，患者が自分の潜在能力を見つけ出し，目標を設定し，自己管理計画を立てることを援助する，というエンパワーメントモデルの立場を指す[2)]．

ここで，患者中心アプローチの相互参加モデルについて，少し述べておく．

石井先生の著書によれば，これは留学当時，ジョスリン糖尿病センターメンタルヘルスユニットのディレクターであった精神科医の Alan Jacobson 博士から紹介されたもので，「医療者は医学専門家として医学的なエビデンスに基づいた適切な治療法を提示し **[図 1 左ルート]**，患者側は，糖尿病の人生における位置づけ，あるいは生活形態の観点からどのような療養法が可能であるかを提示する **[図 1 右ルート]**．そして，相互協力的な関係のもとで具体的な治療法と目標を共同で選択し，その結果を患者にフィードバックする **[図 1 中央ルート]**．結果は患者の総合的病気観に影響を与え，それは変化するため，さらにそれに併せて治療内容や目標を修正する，という共同作業を繰り返す」という相互参加モデルである[1, 3)]．

Jacobson 博士は，このモデルの重要な要素として「治療同盟（therapeutic alliance)」を挙げ，このように述べている．「私が患者さんと治療を進めていく上で，いつも目標にしているのは，『治療同盟を強くする』ということです．自分たちが何をしようとしているかを見つめ合うこと，お互いの話を聴きたいという気持ちを持ち続けていること，それがポイントです．医師の多くは，気持ちなんてどうでもいい，行動だけが問題だと思うかもしれません．しかし，患者は医師との関係を求めています．医師がどう感じているかが大切なのです．それは診察時間の長さの問題ではありません．その時間の中での医師の態度が問題なのです．」[1)]

この治療同盟に裏づけられた相互参加モデルが機能するためには，「医療者が」

どう感じているか，「医療者の」態度が重要である，と強調されている．つまり，「医療者が」患者に関心を寄せ，話を聴きたいと思う，その思いをもつということ．我々がそのような態度を示せば，患者も心を開き，感情を解放できて，自らの考えや気持ちを語り始め，医療者の話も聴くようになる．そこでようやく相互参加モデルが機能する．これこそが，Jacobson博士が石井先生に強調した点であり，ジョスリン糖尿病センターに根ざしていた精神である．

「患者中心」の立場をとるためには，患者さんに何かを「する」方法を会得するよりも，医療者がこのような態度で患者さんの前に居続けることが，おそらく一番重要で，一番難しいことではないだろうか．

少し以前のDAWN2™調査をもとに検討されたデータでは，糖尿病医療の現場で，「不安やうつがあるか医療従事者から聞かれたことがある患者の割合」は日本では15.9%（グローバルデータは32.8%）と参加17国中最下位の17位であった．そして，国内の患者への「医療従事者は糖尿病が人生でどのくらい影響を及ぼしているか質問したか」の問いに対して，わずか11.2%が質問されたと回答．これに対して国内の医療従事者は37.3%が質問したと答えており，見事にコミュニケーションギャップが生じているという結果になった[4)]．つまり，患者さんの心理社会的要因に配慮すること，患者中心が大事であることが認識されていても，結局，我々医療者は患者さんに考えや感情を含む固有の事情を「聴いていない」し，患者さんは「尋ねられていない」のだ．これが現状である．

「我々医療者が，患者さんと共に歩んでいくためには，目の前の患者さん全体を抱えていく覚悟をもつことが重要」と述べたが，この覚悟とは，「患者中心」を貫く覚悟であり，自分の意見や医学的見地からの正当性を挟まずにまず患者さんの固有の事情を「聴くこと」，そして，パターナリズムを振りかざさずにエンパワーメントの精神で，患者さんが主体的に治療を進める能力があると信じて待つこと，医療者との合意や実行に時間がかかっても焦らず耐えることだと私は考える．

3 患者中心アプローチの実践 ——病棟での心理カンファレンス開催とそこから得られた学び

さて，石井先生がさまざまな疑問を抱えて留学されたように，私は患者中心アプローチの「実践」を学ぶべく2009年に天理よろづ相談所病院に赴任した．そして同年に，当時内分泌内科部長であった石井先生も同席される，病棟での事例検討会（通称：心理カンファレンス）を立ち上げた．

この検討会には心理職を含めた多職種が参加し，かかわりに困窮した糖尿病患者さんを深いレベルで理解することを目的として始めたが，我々のかかわりの実際を振り返ることができる貴重な機会でもあった．さらに貴重であったのは，会の度に徹底的に「患者中心」を石井先生にたたき込まれたことであった．詳細は拙著[5-7]をご参照いただきたいが，ここでは度々石井先生から指導を受けたことを挙げる．

① 自分たちの患者像と価値観を患者さんに押しつけている．
② 患者さんから語られた患者さん自身が問題だと思う点が聴けていない．
③ 患者さんから語られた情報が少なすぎる（特に糖尿病自体や治療に対する思い・考え）．

我々なりに必死で患者さんの情報を集め，現時点での問題点を皆で考え，今後，どのような支援が必要かを議論しようとしたが，その度に石井先生から上記の指導が入った．「患者さんの能力を信じ，患者さんに自身の糖尿病を手渡していく」という，エンパワーメントの理念に裏づけられる患者中心のかかわりになっていなかったからである．我々は患者さんの予後を心配するあまり，先回り，肩代わりして，時には高血糖持続への焦りから，自分たちで勝手に問題点を決めて療養のプランを立ててしまっていた．全くのお節介である．いわば，患者中心アプローチと見せかけた押しつけ医学的アプローチの展開である．

このような押しつけのかかわりが少しでもちらつけば，石井先生の表情がこわばり大いに叱咤され，我々は大いに落ち込む……，というトライアンドエラーを約半年間繰り返した．その結果，我々に一番に起こった変化は，「とにもかくにも聴く」ようになったことである．そして，一生懸命聴くことで，病棟スタッフに以下の共通認識が芽生えた．

- 聴くことで，情報が得られ，患者さんへの理解が深まる．
- 聴くことで，患者さんと大事な時間を共有でき，信頼関係が深まる．
- 聴くことで，患者さんは自ら語り，自らの考えと感情に気づいていく．この気づきが行動変容のきっかけになる．

さらに我々は，石井先生に叱られながら，行動変化ステージモデルもたくさん勉強し，聴くタイミングと聴く内容にとても留意しながら患者さんにかかわった．前熟考期の患者さんには，とにかく考えと感情を聴くことが大事であるし，熟考期から準備期にかけては，決断バランスを確認できるような内容を押しつけずに聴いていくことが大事である．ただ聴くのか，有効な質問を返しながら聴くのかは，スタッフが自然と患者さんの準備状態を確認しながら聴き方も質問の仕方も分けていた[7]．

このように，必要な情報提供はするが押しつけの指導はしないこと，準備状態を確認すること，を心がけながら「聴く」ことを中心にかかわり始めて半年後，お節介や押しつけではない，患者中心のかかわりとは何か，が，少し見えてきていた．そんな時期である．患者さんの「気づき」が促された結果の行動変容が病棟で多く起こり始めていた．

心理カンファレンスを軸に，実践と振り返りを続けて，まずスタッフの意識と行動が変わり，それから患者さんが変わり始めた．治療同盟が強固になった先のお互いの変化であった．これを病棟の皆が実感していた．

4 実際の症例へのかかわり──行き詰まったときの入院のススメ

2013年に石井先生が奈良医大の教授になられた後，心理カンファレンスは不定期の開催となったが，我々は「聴くこと」を中心としたかかわりを大切に日々患者さんと向き合った．

そんな中，冒頭のAさんが入院された．Aさんは，入院して，外来では語らなかったたくさんのことを語り，とうとうインスリン注射を受け入れるに至った．入院で，何が起こったのか．患者中心を心がけてきた我々のかかわりはどのようなものだったのか．振り返ってみたいと思う．

症例

Aさん，70歳代男性，膵性糖尿病．

X−25年，胃潰瘍穿孔とそれに伴う汎発性腹膜炎で，胃切除と胃再建術が施行された．その後，X−24年に腸閉塞で手術，X−22年には膵嚢胞，膵炎をきたし膵部分切除が施行された．X−15年，糖尿病を発症し，当科初診．インスリン分泌も保持されており，食事運動療法のみで治療が開始された．肥満はなく，毎日2kmの犬の散歩と趣味の農作業で運動量も多く，HbA1cは発症後10年間6〜7%を推移していた．

X−3年頃から，時折HbA1cが8〜9%になることがあり，膵萎縮も顕著でインスリン分泌も低下しており，インスリン治療を勧めるも頑なに拒否．やむなく内服薬で加療するも血糖コントロールは不良であった．

X年夏，趣味であった農作業が本格化し，過酷な労働が続き（道の駅にトマトを出荷したところ大人気を博し畑拡大）体重減少，口渇，全身倦怠感あり外来受診．HbA1c 11.5%，随時血糖400 mg/dL台をきたしており入院となった．

検査結果等

身長 170 cm，体重 57 kg，BMI 20 kg/m^2．抗 GAD 抗体陰性，高血圧，網膜症，腎症，神経障害，動脈硬化性疾患を認めない．

入院時治療

グリミクロン®40 mg.

入院時の変化ステージ

インスリン治療に対して「するつもりはない，できない」に丸印 ⟶ 前熟考期.

入院時の治療方針

直ちにインスリン治療を行うべきところ，どうしても一度内服で血糖を見て欲しいと要望があったため，血糖日内変動を行いその後インスリン治療を検討する．また退院後のインスリン導入を頑なに拒否するため，入院中の一時的使用を前提とし，退院後の導入は入院中の経過を考慮し後日相談する方針とした．

入院の経過

- 入院 1 日目

Aさん：インスリン注射は，入院中はいいけど，退院後は無理かなあって今は思っている．

スタッフ：糖尿と言われたのはいつからですか？

Aさん：膵臓の手術をしてしばらくしてからです．糖尿の値がかなり高くて砂糖水飲んで調べたら，立派な糖尿病だって．

スタッフ：今まで教育入院したことはありますか？

Aさん：あります．糖尿病と言われてすぐ．膵臓が 1/3 しかないから，インスリンが必要だって言われて，インスリンするつもりで入院したんです．でも，入院当日に低血糖になって．入院食食べただけで．だからインスリンは怖いんです．不安です．一人でいるときに低血糖になって倒れたらと思うと，怖くて，インスリンは嫌です．外来でもずっとそう言っていました．

（その後，看護師にぽつりと「すべて，手術の後遺症なんですよ」と発言あり）

JCOPY 498-22306

● 入院2日目

（血糖日内変動，グリミクロン®40 mg内服下．朝食前血糖値267 mg/dL，後421 mg/dL．血中CPR朝食前1.25 ng/mL，後2.35 ng/mL）

● 入院3日目

（インスリン強化療法を開始．ただし退院後導入するかは保留）

スタッフ：インスリン始まったけど，どうですか？

Aさん：先生に数字で言われたからね…….

スタッフ：インスリンの嫌なイメージはありますか？

Aさん：農作業してるから基本外だし．汗かくし．清潔にできないし．低血糖になるかもしれないしね．……入院前，トマト作ってて，美味しいって言ってくれる人がいるから頑張って手広くしてたんだ．これからは縮小するしかないな…….

（同日夕食前に放室）

Aさん：血糖100下がった．昨日は400台だった．

（看護師コメント：主治医にもらった採血結果と今日の血糖を比較している．インスリンの効果を伝えると，笑顔を見せる．血糖の変動には興味をもっている様子．引き続き治療効果を本人と確認，共有．メリットを感じてもらえれば治療意欲につながるかもしれない.）

● 入院4日目

（インスリン治療2日目）

スタッフ：インスリン打って，いかがですか？

Aさん：血糖が下がってきたかな，というのはわかりました．でもやっぱり帰ってからするのは嫌だね．1日の大半，畑にいるから，衛生状態が保てるのかなとか．家から30分かかるし．

スタッフ：衛生面以外，打つことは大丈夫？

Aさん：確かに，打つのも嫌だねえ．飲むのと，打つのでは，だいぶイメージがね……．インスリンは嫌で嫌で，外来で抵抗も，葛藤もして…….

スタッフ：よく入院を決意されましたね.

Aさん：このままじゃ倒れると思ってね．今でも飲み薬になればいいって思うけど，まあ，下がるのもわかったし，最小限なら打ってもいいかなって…….

太く短く生きられたらいいと思っててね．（おなかの手術のときは）1年おきに危機を乗り越えた人生だったから，妻には頭が下がるし．40代での手術だったから，役に就きかけていた仕事もあったしね．あれは，人生の転機やった……．それも終えて，子育ても終えて，農業してのんびり，と思っていたら，こんなことでしょ？　もう農業だっていつやめてもいいんだけどね．

でも，こんなに悪いのに合併症がないのは，びっくりしている．少々血糖値が高くても，このまま飲み薬じゃだめなのかな，と思う．後悔していることがあるとすれば，農業の手を広げすぎたことだな．体に無理が続いた．（農業の話を30分聴く）……農業をやめなくてもいい方法，あるかな．」

（看護師コメント：まだインスリン自体に抵抗があり，メリットよりデメリットが大きい．またインスリンを打ってまで積極的に生活したい希望もない？　衛生面などは具体的に主治医より問題の対処法を伝えてもらう．また，インスリンを打ちながらもやりたいことができることを伝え，農作業を元気に続けるためにインスリンを打つのはどうか，と提案してみる．）

● 入院5日目

（主治医から，Aさんのインスリン分泌能や，インスリン治療の必要性などについて説明．以下主治医との会話）

スタッフ：体調はどうですか？

Aさん：インスリン始めて身体が軽くなり尿の回数も格段に減りました．でもまだふらつきもあり本調子ではない．

スタッフ：インスリンのイメージは？

Aさん：周囲に，インスリンをしているからたくさん食べてもいいという人もいて，イメージは悪い．周囲に自分が糖尿病であることは言ってない．言ったら皆が引いていかないか心配．

● 入院6日目

スタッフ：昨日の先生のお話はどうでしたか？

Aさん：膵臓が今死んでいるから，インスリンが不可欠なのは客観的には理解できた．受け入れなきゃしょうがないけど，気分的には打ちたくない．インスリン中心の生活になるのがね……．考えなければいけないことがたくさんありそう．いったい自分にできるのかと思ってしまう．今までも妻に頼りっきりだったし，今までも病気で負担をかけてきたし，今後も負担をかけると悪いと思う．

スタッフ：自己注射，してみますか？

Aさん：いや，いい．今はまだ打ってもらう．今後必要になるかはまだわからないって先生言ったから．今の希望はインスリン打って膵臓に元気になって欲しい．

（看護師コメント：インスリンの必要性や病態は理解されている．インスリン導入後はインスリンに生活を合わせなくてはと思っているよう．受け入れられるまで話を聴き，日常生活にインスリンを組み込めることを主治医から説明してもらう．）

- 入院7日目

スタッフ：インスリンのことで，迷っていると聞きました．

Aさん：そういうわけではないんです．膵臓を今休ませていて，運動量と食事に，自分のインスリンの分泌が見合っていなくて，回復すればと．

スタッフ：糖尿病と診断されたときの気持ちは？

Aさん：話は聴いていたのだろうけど，糖尿病になるってことは，頭からスポッと抜けていたのかな．まさか，自分がなるとはね．

スタッフ：糖尿病のイメージは？

Aさん：悪い病気ではないと思っています．

スタッフ：インスリン治療のイメージは？　例えば，インスリンをすると，最後，と捉えておられる方もいます．

Aさん：最後とは思わない．ただ，始めたらやめられないとは思います．……ほかの糖尿病の人と比べて欲しくないって言うわけでもないのだけれどね．糖尿病って言われて，もうそれなりに長くて，食事も運動もそれなりにやってきていて，人よりずっと体は動かしていると思っています．眼科も1年に1回通っていて，膵臓のCTも定期的に撮っています．ほかの人と比べてってことでもないけど，これが本音です．

（看護師コメント：寝たままの会話．食事，運動と，自分なりにやってきていて，合併症なくこれまでコントロールしてきたという自負があり，ほかの糖尿病患者さんと同一視して欲しくない，というプライドがうかがえる．糖尿病，インスリンに対して極端にネガティブなイメージはもたれていない印象．心理カンファレンスにて，情報共有，かかわり方を考えていく．）

● 入院 8 日目

病棟心理カンファレンス：A さんの医学的な病状，現在の治療の効果について，また，入院後の A さんの言動について情報共有し，今後のかかわりについて多職種で話し合い，以下のプランを立てた．

① 近々主治医から再度医学的な説明とインフォームドチョイス（informed choice：IC）の機会をもち，現状ではインスリン分泌が回復していないことを伝え，退院後にインスリン治療を選択する際および選択しない際のメリットとデメリットを本人ともう一度確認する．

② すでにインスリン治療の効果や必要性は頭では理解されている．しかし「気持ちは無理」と語っているため，まだ指導的なかかわりは控え，インスリン導入についての気持ちの変化が見られた際は，その変化を逃さず受け取れるようにしておく．

③ A さんは，自分で思考し，種々の予測を立てられる方であり，自身で治療方針を決定できるよう支援する．

④ A さんには，これまで，合併症の進行はなく糖尿病とかかわってきたプライドと自負がある．十数年間を本人と共に振り返り，本人の行動や，自己管理状況を認めたり，賞賛したりするかかわりも必要かもしれない．

（心理カンファレンスを経て主治医（筆者）の思い：「きっと A さんは自分で決めたい人」という意見に納得し，選択を A さんに委ねる決心がついた．外来で，確固たる姿勢を崩さなかった A さんに苦手意識が大きかったが，ここは彼に一大決心をしていただく人生の節目だ，と私も覚悟を決めて IC に挑む決心をした．）

● 入院 9 日目

（主治医からの医学的説明と IC）

主治医：A さんの糖尿病は，いくつかある種類の中でも膵性糖尿病と呼ばれるものです．現在に至るまで糖尿病に伴う合併症が起きていないのは A さんの努力の結果です（いわゆるレガシー効果の説明）．しかし，先日の CT で膵臓の多くが脂肪織に置き換わり，インスリンを作る部分が極めて減っていることがわかりました．これは，採血結果でインスリン分泌が低下していることに合致します．

この状態での治療法としては，経口薬でインスリン分泌を促す方法とインスリン注射によってインスリンを直接補う方法があります．最終的な決定は，A さんご自身で決めていただきたいと思います．私たちのお勧めは，インスリンをある程度補充した上で，適宜経口血糖降下薬を併用してコントロールをつけていく方法です．

Aさん：インスリン，します．1日1回なら．

（Aさんは，静かにゆっくりと迷いなく決意を述べられた．このさまに我々は内心とても驚いたが，同時にとても安心した．）

（IC後，看護師が本人の思いを確認するために訪室）

スタッフ：長時間お疲れ様でした．今日の話はいかがでしたか？

Aさん：いずれは膵臓も退化してインスリンをしないといけないことはわかっていたけど，それが今かぁって思ってる．今日，消化器の専門の先生からも説明を聞いて，主治医と相違なかったから，インスリンしないと，ってわかった．

農業のことを話し出せば，自慢話はいっぱい出てくるし，しんどいことも多いけど楽しみも多い．今までの限界ギリギリまでしていた農作業の生活を維持するためにインスリンをすることは，自分の思いとは真逆．できる限り自分の膵臓でやっていけたらって思っていた．でも，帰ったからやらないといけないことはいっぱいあるし，山での作業も多いし，インスリンで低血糖も心配でどうなるかわからんけど，とりあえず，やってみるわ．

それからのAさんは，早かった．IC翌日には，早めの退院と，それに向けた自己注射，血糖自己測定（SMBG）の練習を自ら希望．退院後の生活を想定した質問も多く（低血糖対処，インスリン調整法など）医療スタッフで迅速に対応して答えた．

そして，退院の日．受け持ち看護師が，入院生活全般の振り返りをし，思いを伺った．

- 入院14日目

（退院日）

スタッフ：今回の入院はどうでした？

Aさん：残念やね．

スタッフ：どういう面でそう思われますか？

Aさん：インスリン打たなきゃいけなくなった．希望はインスリンなしだった．そやけど，受け入れないとな．

スタッフ：インスリンの印象は変わりませんか？

Aさん：そうやな．高血糖は膵臓のこともあるけど，体に無理をかけていたというのもあって，インスリンの出が悪くなっていたということにショックを受けた．それの受け入れやな．インスリン，出ていないならしょうがないし，いずれはくることわかっていたし，言われていたけどな……．若いうちだったら，あと何十年も生きていかなきゃいけないけど，もう，自分の体を自分で動かせるのは，あと10年だと思っているから，その10年を，生活の濃度を薄めて，インスリン打って，続けていきたいなと．

……まあ，一度決めたことだから，打っていこうと思います．自分は，屁理屈野郎だから，最初からインスリンを素直に受け止めるのは，精神上よくなかったんですよ（笑）．主治医は私の考えていること，わかってるんじゃないかな．今回の入院で，主治医がよう考えてくださっていたっていうのがわかったのが，インスリンを受け入れた要因の一つだからな．生活は変わるだろうけど，打つことは，できるだろうな．

5 Aさんと私たちの2週間を振り返る ──行動変化ステージモデルの観点から

いかがだっただろうか．語りの多さに驚かれた方もおられると思うが，Aさんの入院中の迷いや揺れる気持ちを皆さんと振り返りたく記載させていただいた．

心理的アプローチを実践する際，我々が最初に確認することは，患者さんの準備状態，すなわち，行動に対する変化ステージ，である．そもそも，行動変化ステージモデルは，Prochaskaらによって自力で行動を変化させた人々と心理療法で行動を変化させた人々との比較研究によって導き出された理論で，どの準備状態（変化ステージ）にいる人が，どのような方法（変化プロセス，上記の比較研究から抽出された10個の心理療法のエッセンス）を用いることで，そのステージの課題を克服し，考えや行動を変化させていくか，がまとめられたものである[8)]．したがって，糖尿病治療現場においては「医療者が患者を変える」という急性期モデルではなく「自ら行動を変えていく患者を医療者がいかに支援できるか」というエンパワーメントの立場から患者さんを支援する際にたいへん有用な考え方で，我々医療者の役割は，いかに患者さんのステージを前に進めるために，準備状態を見極めながら，そのときどきに必要な変化プロセスを促進する支援ができるか，ということになる．

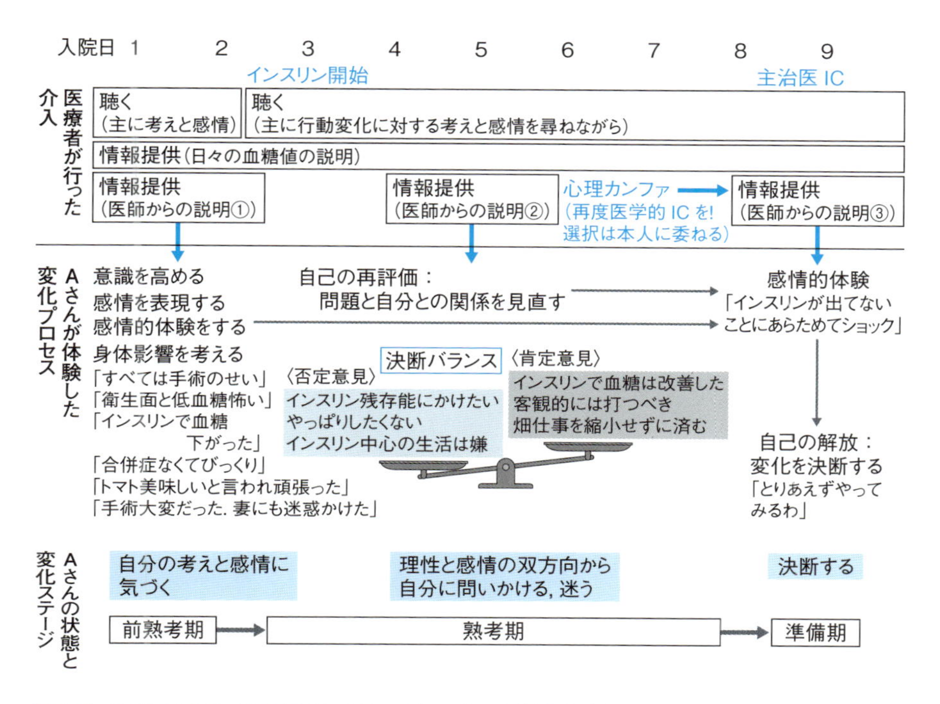

[図 2] **入院の経過(行動変化ステージモデルの観点から)**

さて, その観点から, 今回のAさんと我々の関係を見てみよう[図 2]. Aさんの入院時のインスリン注射行動に関する変化ステージは「前熟考期」であり「するつもりはない, できない」Aさんに, 必要性を説得することはほぼ無意味と考え, いわゆる指導は行わず, 考えと感情を明らかにすべく, ひたすら聴くことからかかわりを開始した. スタッフに毎日たくさん聞かれて, Aさんはたくさんの考えと感情を語り, 前熟考期に必要な変化プロセス「意識を高める」「感情を表現する」「感情的体験をする」を体験し, どんどん自分に気づき, 問題と向き合っていかれた. そのうちAさんは農業や, 手術時のことなどご自分の歴史や生活の深い部分まで語り始めた. きっとここまで自分のことを他者に語ったり, 語る中で自らそれらを糖尿病と関連づけて考えることはなかったに違いない.

インスリン注射が導入されてからは, スタッフからインスリンに関連する気分や効果への思いをたくさん尋ねられ, Aさんはインスリンをすることで自分に生じる不利益と利益について考え始めることになる(「自己の再評価」). そして, 毎日大きくこころが揺れる．揺れていても，スタッフは変化を強要も誘導もしない．いくらでも利益，不利益の話は伺うし，必要な情報提供を行い生活における問題の具体策も一緒に考えるが，決断はAさんがするものだと認識しているからだ．患者中心を貫く覚悟である．ただ，主治医である筆者だけは，健康的に畑仕事に邁進してもらうべく退院までにインスリン導入を説得しようとしていた．それを心理カンファレンスで「本人に委ねないとだめ．先生は説明するのみですよ．そのときには，合併症なく頑張ってこられたAさんを賞賛しましょう」と諭され，パターナリズムが少し顔を出しかけていたところ，エンパワーメントの立ち位置に戻ることができた．チームに感謝である．

その後は，経過の通りである．

さて，［図2］は，我々のかかわりとAさんの変化を，行動変化ステージモデルの考えに準じて振り返って作成したものである．後からかかわりを眺めると，結果的には我々の介入がAさんの行動変化を後押ししたようにも見えるが，ここでお伝えすべき重要な点がある．

一つは，我々が，入院当初から「なんとしても次々と変化プロセスを起こさせて，インスリン導入に導くぞ！」と教科書的に，介入方法を計画的に決めてかかわったわけではないという点である．変化ステージはあくまでも「患者の主観的評価による意思と行動の表現」であり，患者固有のもの，期間もそれぞれである（あるステージに数年留まることもあれば数日で移行することもある）．医療者が前もって計画した介入ですぐに変化プロセスが起こるとは限らない．だから我々は，日々Aさんの表情，語り口調，語りの内容，態度（寝たまま聴くなど）などを見て，その時その時の準備状態を評価し，スタッフ内で情報共有しながら，かかわりを決めていた．

もう一つは，入院がもたらした効果が大きかった点である．今回の入院で，あたまとこころの作業をたくさん行い，変化を決断したのはもちろんAさん本人なのだが，入院という非日常の生活が，Aさんを社会や家庭の役割から解放し，自分と対峙させ，自分なりの結論を自分の力で導き出すことを可能にしたのかもしれない．また，入院中に多職種とかかわる中で，外来で膠着した主治医-患者関係から解き放たれ，新しい医療者-患者関係が築かれ，治療同盟を結び直せた（と筆者は信じているが）こともよかった．医療者がAさんを治療する目的，Aさんご自身が糖尿病を治療する目的，両者がいったん仕切り直してその意味を再考し，お互いに自分の考えと希望を提示し合い，合意のもとにインスリン治療が選択された．入院でようやく相互参加モデルが機能した.

ここであらためて，Jacobson 博士の言葉を紹介したい.

「感情を解放することが癒しになります．自分の気持ちを話すだけでカタルシスが得られる方もいます．そのひとの糖尿病の話をききましょう．その話の中に感情を伴う部分があれば，それを話すことが出来たことを患者さんは感謝していると思います.」

「抱える環境とは，患者がそのなかに包み込まれ，抱かれているような，親密さを感じるような，そういう体験をいいます．このような治療環境の下でのみ，あなたは患者さんに指示的なこともいえるようになります．そのような環境であれば，患者さんはあなたの言うことに耳を傾けるでしょう．包み込むような環境の中にいると，患者さんは普通なら絶対にしたくないと拒否することに対しても取り組もうとするでしょう．つまり，感情を共有することが行動の変化をもたらすのです.」[9)]

A さんの場合は，入院生活で，まさにこれが起こっていた．A さんとの入院中のかかわりは，これらの言葉を，治療同盟の大切さを思い出させてくれた.「患者中心」を心がけ，聴くことを中心に，基本に忠実にかかわれば，患者さんの行動変化への支援につながることをあらためて教えていただけたA さんとのかかわりであった．これらがすべてつながって，A さんはご自身でご自身と向き合い，変化プロセスをご自身でたくさん体験され，前熟考期から熟考期，準備期に進んで，インスリンを受け入れて退院された．A さんは今も持効型インスリンを使用し，HbA1c は 7%前後を維持，合併症も併存症も発症していない.

6 最後に　血糖値が高いままでも「患者中心」をあきらめない

まだ合併症も併存症も出現していない今こそ，目の前の患者さんが抱えるさまざまな事情に目を向けてみよう．合併症や併存症自体の治療に費やす時間を，血糖が高い本当の理由の模索に当てることができる，チャンスの時期である.

患者さん一人ひとりの事情は本当にさまざまである．我々医療者が，高い血糖への恐れと焦りにもちこたえながら，それでも，目の前の患者さんに関心を寄せ続け，我々が希望を失わずに，安全基地を提供しながら，十分に聴きながら，一緒に考えながら，共に歩んでいく．それが，血糖高値が持続する，合併症発症前の糖尿病を抱えて生きる人々を前に，我々にできることではないだろうか.

謝辞：今回の発表にあたり，掲載を快諾してくださったAさんに心より感謝申し上げる．

◆ 文献

1）石井 均．医師(医療者)—患者関係と糖尿病治療アウトカム．In：糖尿病医療学入門．医学書院；2011．p33-8.
2）石井 均．コンプライアンスからエンパワーメントへ．In：糖尿病エンパワーメント．第2版．医歯薬出版；2008．p.24-33.
3）日本糖尿病学会，編著．糖尿病専門医研修ガイドブック．第8版．2021．p.493.
4）林野泰明，他．DAWN2™調査より考察する世界における糖尿病治療の心理的側面と日本の課題．糖尿病．2016；59：652-60.
5）北谷真子．糖尿病患者のこころを読み取る—どこまでアプローチできるようになるか．糖尿病診療マスター．2010；8：623-32.
6）北谷真子．症例検討会．In：石井 均．実践！病を引き受けられない糖尿病患者さんのケア．医学書院；2019．p.151-7.
7）北谷真子．チームで実践するエンパワーメント．DM Ensenble．2013；2：13-7.
8）石井 均．「多理論統合モデル(変化ステージモデル)」の本質と方法論．糖尿病医療学入門．医学書院；2011．p.92-102.
9）石井 均．糖尿病—心理と行動を学ぶ人のための Key Sentence 12．糖尿病診療マスター．2005；3：20-4.

〈北谷真子〉

section 2

合併症・併存症の新規発症に注意

● 緒言

糖尿病医療者は糖尿病をもつ人たちを長期にわたって診療していると，血糖マネジメントにかかわらず必ず新規合併症・併存症の発症と向き合うことになる．限られた診療時間内で発症に早めに気づき，進行を抑制する治療を早期から行うことはその後の糖尿病とともに生きる人生のQOLに大きくかかわってくる．さまざまな合併症・併存症の進行抑制が可能な新規薬物が投与できるようになってきているからこそ早期発見はより重要となっている．また合併症・併存症の新規発症は，糖尿病をもちつつ生きる人にとっては重大な体験である．その体験の受け止め方によって，糖尿病に対する向き合い方も変わる可能性があり，そこに立ち会う医療者のかかわりが大きな意味をもつ．

1 糖尿病と診断されたとき

まず糖尿病と診断されたときのかかわりから考えてみる．糖尿病と診断されたとき，本人の「糖尿病」に対する思いを聴くことなく，医療者から「糖尿病」の診断や合併症などの医学的な説明を優先してしまうことがある．血糖マネジメントがうまくいかない（HbA1cを7.0%未満にできない）と合併症・併存症が起こる，合併症・併存症は怖いもの，発症しないように治療に向き合うという指導を行うと，新規に発症したとき，今後その疾患をもちながら生きることへの不安，「いままでの自分の行動がよくなかったから併発症が出てしまった……」という後悔や反省といった感情が強くなるとともに自己肯定感，自己効力感の低下につながる．合併症・併存症の要因は遺伝的な要因も含めさまざまであり，糖尿病診断時から合併症・併存症の一般的な教育は必要だが，糖尿病をもつ人々に血糖マネジメントを強要するための脅し文句に使うことがないようにしたい．糖尿病治療の目標はあくまでも与えられた自らの身体で健やかに生きていくことである．

2 合併症・併存症の早期発見のために

医療者が新規の発症に早く気づくために必要なことは何であろうか．

定期的な検査で発症に気づくことのできる疾患はあるため，検査の漏れをなくすことは助けとなる．例えば，三大合併症において網膜症は定期的な眼科受診が必須であるし，腎症についても eGFR，尿中アルブミン定量のフォローは必須である．しかし，実際には糖尿病をもつ人の 46.5%しか眼科の受診をしておらず，尿中蛋白・アルブミン定量は，実に 19.4%しか定期的な検査をされていなかった[1]．また，歯肉炎，歯周病についても糖尿病との密接な相互関係が言われており糖尿病の併存症のひとつとなっているが，糖尿病をもつ人の歯科から医科への照会に診療報酬がついており，生活習慣管理料の算定においても「歯科受診の推奨を行うこと」の文言がついているように医科歯科連携が重要となってきている．かかりつけ歯科をもっている患者さんは少ないのが現状であり，まだまだ医療者のできることはある．糖尿病連携手帳には眼科や歯科受診の項目もできており，連携を通して検査漏れを減らすことができる．

患者さんの自覚症状により発症を知ることになる場合はどうであろうか．

三大合併症のひとつであるにもかかわらず忘れられがちな神経障害について考えてみたい．神経障害の検査としては自律神経障害の検査としての CVR-R (coefficient of variation of R-R interval)，知覚神経・運動神経障害の検査として神経電動速度検査やモノフィラメントによるタッチテストなどがある．しかし，そういった検査をしても本人の自覚症状がなければ対応は難しく，また便秘やしびれ感，勃起不全などといった症状が糖尿病からきていると患者さん自身が思っていないことや，医療者に伝えづらいということも発見を遅くしており，“a forgotten complication” と言われる理由となっている．もちろん看護師の行うフットケアは新規発症に気づくことのできる大切な方法である．

糖尿病神経障害による末梢神経障害性疼痛を例に考えてみる．QOL に影響する因子として，身体機能，社会的役割，感情や負担度などがあるが，「痛み」は身体機能とともに影響する因子となっていることは糖尿病医療学では基本である[2]．そして「痛み」の改善は QOL の改善につながることがわかっており，QOL の改善は身体機能，治療遵守率にも影響し，HbA1c などの medical outcome にも影響し，ひいてはさらなる QOL の向上につながる[3] という糖尿病治療の目標に近づく方法となる．痛みは症状としてしっかりと自覚できるもので，不快な感情を引き起こし QOL を下げるものであるから，患者さんは医療者に正確に伝えられると思われがちである．しかし，痛みを正確に伝えるためには痛む場所，性質，強さ，痛みの起こるタイミング，強くする因子，弱くする因子など多数の情報が必要であり，容易ではない．実際に医療者であっても正確に相手に痛みを伝えることができるのは7.9%という結果がある[4]．医療者ではない患者さんが糖尿病神経障害を発症して神経障害性疼痛を自覚しても，それを正確に伝えることが果たしてできているのであろうか．ここで大事なのは痛みの治療のアルゴリズムは，それを感じている患者さんが痛みを医療者に伝えることから始まるということである[5]．すなわち，患者さんが症状を伝えない限りは治療が始まらないし，医療者は気づきようがなく対処できないのである．

3 医療を行う場を作ること

それでは，患者さんが医療者に伝えづらい症状を聞き出すためにはどうすればよいのであろうか．

言いづらいこと，伝えづらいことを話せる関係性を考えた場合，この人になら何を話してもよい，ここならゆっくりと話を聴いてくれるという安心感が大切である．医療においては患者-医療者関係，すなわち「医療を行う場」を作ることが必要となる．それは合併症・併存症の症状が出てきたときに突然できてくるものではなく，糖尿病と診断されたときから患者さんと医療者がともに作っていくものである．そういった意味で日々あったことやたわいもない話，医療と関係のない話も含めて患者さん自身の訴えに耳を傾けることを繰り返す定期診療は，患者-医療者関係の強化，すなわち医療を行う場を醸成する大切な時間となり，合併症・併存症を新規発症したときに早期に医療者に伝え，医療者が早期に適切な対処をするためには，それまでの日々の診療の繰り返しが重要な意味をもつ．

「医療を行う場」を醸成するために必要なのは，糖尿病医療学の基本である「聴く」力と，期待せず希望をもって「待つ力」であると考える．

4 チーム医療の役割

合併症・併存症の新規発症をとらえる点でチーム医療の重要性を考えてみたい．

チーム医療は個々の職種の専門性だけで行うものではない．チームメンバー個々の多様性も大切な要素である．多様な価値観や人生観，人との違ったかかわり方のできるメンバーが多くいることで，それぞれの患者さんにとって誰かが話しやすく，関係性を作れる人がひとりでも多くなる可能性が高まる．そして多くの人がかかわることで，より多方面から患者さんを見ることになり，それぞれが収集した情報を共有することで，よりその人を知ることができるのである．

たくさんの医療者がそれぞれの専門性でかかわることにより，当然検査の漏れは減らすことができるし，症状の聞き出しにも影響を及ぼし，合併症・併存症の新規発症に医療チームとして早く気づくことができる可能性を高める．

医療者側もひとりで目の前の患者さんを抱え込まず，チームメンバーに相談し，多様な価値観からの考え方を取り入れるといった，多くの人に助けを求める姿勢が患者さんのためにもなる．

患者さんの自覚症状を早く聞き出せる，不安を吐露することができる場があることは，苦悩の共有につながり，患者-医療者関係，患者-医療チームの関係性を強化することにつながり，今後の合併症・併存症とともに生きる人生のサポートになるだろう．たとえ，その訴えが医学的に取り去ることのできないものであったとしても，患者さんの話をしっかり聴くこと，不安を聴くこと，原因を医学的に丁寧に説明することで，患者さんは納得し，不安は軽減し，QOL の改善につながる．

逆に，たいしたことのない症状，糖尿病と無関係な症状として安易に流してしまうと不安は解消されず，関係性は構築されないまま，次に何か異変を感じたときに伝えてくれなくなり，合併症・併存症の新規発症に早期に気づくことができなくなる可能性が高まる．チームとして拾い上げるかかわりを日々積み重ねる努力をしたい．

5 合併症・併存症の新規発症のそのあとに

糖尿病をもちながら生きる人生の中で，新規発症しても，そこで人生は終わりではない．合併症・併存症の診断がついたとき，その前の人生とその後の人生に明らかな境界があるわけではない．その人の人生の流れの中で症状は徐々に進んでいて，ある時点で医学的に診断がついたにすぎない．人生はいままでと同じように続いていく．

糖尿病の治療をするにあたって HbA1c の値や，合併症・併存症を発症・進行させないことは目標ではなく，手段である[6]．あくまでも目標は「糖尿病をもちつつもその人にとって健やかに生きることのできる人生」である．

新規発症したときに，いままで合併症・併存症がない中で持っていた人生の目標にどのような影響を及ぼすのかを考える必要がある．患者さんにとって初めての経験であり，医療者としての知識，いままで診てきた患者さんたちからの経験から，起こってくること，予想されることを説明する必要がある．目標に影響を及ぼさないようにするためにどうすればよいか，目標の変更が必要であるなら最小限にとどめるためにどうすればよいのかの情報提供に対して，患者さんに考えてもらい次の行動を選択していく．人生の目標への影響の大きさは腎症の発症・進行においても，尿中アルブミンが陽性となったときと血液透析を選択しなければいけないときとでは大きく違うのは理解できるはずである．医療者が行動を決めるのではなく，患者さん自身の価値観・人生観で，与えられた情報から人生の目標に対して最終決定をすることが重要である．それは糖尿病と診断されたときから，さまざまな治療選択の場において患者さん自身が決定することを繰り返して，糖尿病を患者さん自身のものとして手渡してきてこそできることである．糖尿病は医療者のものではなく，糖尿病をもつ人生を歩むその人のものであるということを治療初期から忘れないようにしたい．

● おわりに

合併症・併存症の新規発症は糖尿病をもつ人にとっても，それを診る医療者にとってもピンチではない．早期に見つけることで，その人の身体の中で起こっていることに気づくことができ，今後起こってくるかもしれないことに対処できるチャンスである．発症を抑えられなかった後悔・反省ではなく，今後の糖尿病をもつ人生を健やかに生きていくための方法を患者さんと相談する機会ととらえ，対処していきたい．

◆ 文献

1) Sugiyama T, et al. Variation in process quality measures diabetes care by region and institution in Japan during 2015-2016: an observational study of nationwide claims data. Diabetes Res Clin Pract. 2019; 155: 107750.
2) 石井 均．糖尿病医療学入門―こころと行動のガイドブック．医学書院；2011.
3) Ishii H, et al. Improvement of glycemic control and quality-of-life by insulin lispro therapy: assessing benefits by ITR-QOL questionnaires. Diabetes Res Clin Pract. 2008; 81: 169-78.
4) Nursing Plaza.com 運営委員会．痛みの緩和と QOL ―ペインクリニックに関するアンケート調査．2014.
5) 日本ペインクリニック学会．神経障害性疼痛薬物療法ガイドライン 改訂第 2 版．真興交易医書出版部；2016．p.37.
6) 日本糖尿病学会，編著．糖尿病治療ガイド 2024. 文光堂；2024．p.21.

〈山﨑真裕〉

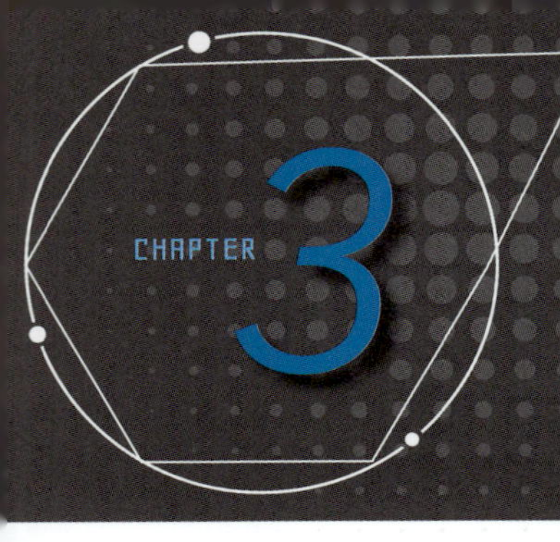

糖尿病合併症・併存症をコントロールする（合併症・併存症からの視点）

section 1

疾患別対応

1 症例提示：腎機能障害をきたした肥満 2 型糖尿病男性

合併症・併存症の診かたとして，1 症例から考えてみたい．

やせると体力がなくなると信じている，多忙な肥満 2 型糖尿病男性［図 1］

- 症例：61 歳男性
- 病名：2 型糖尿病（34 歳〜），肥満症（34 歳〜），肺気腫（51 歳〜）
- 既往歴：34 歳 下腿蜂窩織炎，38 歳 脳下垂体腫瘍，50 歳 心肥大，53 歳 脂肪肝，54 歳 深部静脈血栓症，58 歳 心房細動（アブレーション治療），59 歳 大腸ポリープ切除および 腹部大動脈瘤，61 歳 COVID-19 感染症
- 家族歴：祖父 2 型糖尿病，父 肺がん
- 喫煙：20〜30 本，飲酒：ビール 120 mL ほど
- 食事：朝 食べない，昼 弁当，夕 ごはん 1〜2 杯とおかずに肉と魚，サラダ，間食 おかきやラスクなど少量，アイス週に数回，コーラやスコールなど 500 mL を週に 3〜7 回
- 職業：会社社長で多忙，会議が多い
- 病歴：大学生時代ラグビー部に属し体重 85〜88 kg．入社時 105 kg，その後，毎年 1〜2 kg ほど増加．34 歳時健診で 2 型糖尿病，肥満症を指摘されるも気にはしていなかった．41 歳時に再度検診で指摘されて当科受診．体重は 120〜125 kg あった．下腿蜂窩織炎を繰り返すため，減量を勧め，個人栄養指導を予約するも，

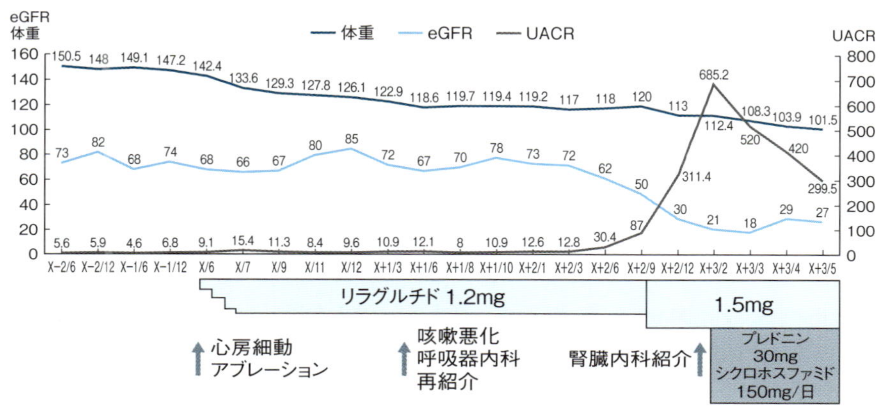

［図 1］ 腎機能障害をきたした肥満 2 型糖尿病男性

「俺には必要ない」と受けることはなかった．HbA1c は 6.0%前後であり，服薬も希望されなかった．その後，約 6 カ月ごとに外来は受診し，血液検査などは受けるも，栄養指導は「やせる必要はない」と固辞し続けていた．外来にて 50 歳のとき心肥大，53 歳のとき脂肪肝を指摘された．同年，胸部 CT で肺間質性陰影増悪を認め呼吸器内科で気管支鏡検査を受け，抗線維化薬を勧められるも，多忙を理由に通院を自己中断．タバコもやめなかった．54 歳 深部静脈血栓症，58 歳 心房細動を発症し，循環器内科へ紹介，アブレーション治療は受けるも，減量はできず．59 歳 腹部大動脈瘤を CT で指摘され血管外科へ紹介．肥満のため，まずは減量が必要との回答であった．59 歳 体重 148 kg（BMI 49.3 kg/m^2），HbA1c 7.0%に上昇したため，X 年 6 月，循環器内科に 4 日間不整脈治療で入院中，同時にフォーミュラー食（マイクロダイエット 183 kcal）を導入，リラグルチド 0.3 mg 自己注射を開始した（この時，eGFR 68 mL/min/1.73m^2，UACR 9.1 mg/gCre）．退院後，1 週間ごとに 0.3 mg ずつ増量を指示した．X 年 7 月減量 14.4 kg し，133.6 kg「全然食事していない，コーヒーだけです」リラグルチド 1.2 mg を継続した．その後，HbA1c は 5.8～6.0%を推移した．X 年 12 月，「吐気ない」，体重 126.1 kg と順調．X+1 年 3 月，体重 122.9 kg「ズボンがブカブカになった．ゴルフをすると息がハーハーする．最近むせる咳をする」との訴えで，胸腹部 CT 撮影．「間質性肺炎悪化．腹部大動脈瘤 45 mm に増大」の所見．心臓外科へ紹介，呼吸器内科へ再度紹介した（通院中断中だった）．心臓外科は肥満，間質性肺炎のリスクのため減量を指示．呼吸器内科は「MPO-ANCA 陽性UIPパターンの間質性肺炎，禁煙でフォロー」となった．X+2年6月，体重118 kg「少し動くだけで息切れする．やせてきて体力が落ちた．疲れやすい」減量して心臓負荷を減らすように勧めるもリラグルチドの増量には同意せず．やせると体力が落ちると信じて疑わず．X+2年9月，体重120 kgに増加，eGFR 50 mL/min/1.73m^2，UACR 87.0 mg/gCreに悪化あり，肥満関連腎症の悪化と考え，リラグルチド1.5 mgへ増量を指示．X+2年12月，体重113 kg息切れが増加し，呼吸器内科から酸素療法を勧められるも固辞．「体重が落ちて体力が落ちた」と．eGFR 30 mL/min/1.73m^{2}へ低下し，脱水を疑い水分摂取を促した．X+3年2月，体重112.4 kg

初めて娘さんと来院．「注射でやせてからしんどくなった」と．eGFR 21 mL/min/1.73m^2，UACR 685.2 mg/gCreに悪化．腎臓内科へ紹介．入院は多忙を理由に固辞したため，MPO-ANCA関連腎炎疑いにて外来でプレドニン30 mg，シクロホスファミド150 mg/日が開始になった．X+3年5月．体重101.5 kg，娘さん「体重が減って，体力がなくなり心配」と再度の訴えあり．リラグルチドの心腎保護効果を再度説明し，1.5 mg継続を勧めている．

長年，外来にて減量の重要性（心腎保護，糖尿病改善）を説明するも，栄養指導も「必要ない」「やせる必要はない」と固辞し，食事療法，薬物療法にも応じてくれなかった．社長業が忙しく，6カ月に1回の外来は，血液検査をして「HbA1c悪化がないこと」だけを確かめにきている感じであった．将来の心臓・腎臓の話をするも，すぐに帰ろうとしていた．その後，心房細動により動悸が出現してからようやく，リラグルチドによる治療に同意を得た．リラグルチドによる食欲抑制による減量は効果的であったが，間質性肺炎悪化，腎機能悪化をきたした．肥満関連腎症の悪化と考えていたが，実は，MPO-ANCA関連腎炎悪化による腎不全であった．3カ月，腎臓内科への紹介が遅れてしまったことを自省した症例である．

「糖尿病患者の腎機能悪化は糖尿病腎症」「肥満患者の腎機能悪化は肥満関連腎症」と，ステレオタイプの考えに陥ってしまっていた．これこそスティグマかもしれない．この方は，会社社長で，「自分が休むわけにはいかない」「やせると風格がなくて社長らしくない」と考えておられ，「リラグルチドでやせたことで，体力が落ち，腎臓も悪くなった」と信じておられる．そもそも，ご本人も娘さんも自分が糖尿病や肥満症の「患者」とは感じていない．腎臓が悪くなってはじめて娘さんが外来にやってきて「どういうことですか」と，説明を求めてきた．外来のたびに説明

JCOPY 498-22306

はしているが，まだまだ時間がかかりそうである．以前から外来では，患者さん（本人は自分を患者とは思っていない）と，医療者の心はすれ違いであった．病気とは思っていない社長さんと，他科に紹介ばかりしている「紹介係」のような「糖尿病内科医」のギャップが生み出したステレオタイプであった．

2 ギャップの理由 その1: バーチャルな病気

病気には「疾患 disease」と「病い illness」がある．「疾患」は病気を医学生物学的に説明するものであり，HbA1c や血糖値という数値で示される．「病い」は個人が疾患を抱えてどう生きていくかという経験を指す[1]．糖尿病治療目標は，この「疾患」と「病い」の両側面をとらえたものである．この両面を，我々医療者は支えていかねばならない．

そもそも「糖尿病患者」さんつまり糖尿病のある人（PwD）は，糖尿病を「病気」としてとらえていない．養老孟司先生は「糖尿病はバーチャルな病気」と表現されている[2]．多くの PwD は自覚的な症状がない場合が多い．PwD は検査の際に数値上で「糖尿病にされてしまう」という感覚である．この受動的な体験であるにもかかわらず，突然，食事・運動療法の必要性，合併症・併存症の危険性を説明され，その日から能動的，主体的な療養行動を迫られる．しかも，「糖尿病は治りますよ」とは言われず，「一生上手に付き合っていきましょう」と言われる．ここに，治療者と PwD の間には大きなギャップが生じてしまう．

「バーチャルな病気」である糖尿病と診断されてしまうと，PwD は，糖尿病という「疾患」を患いながら，糖尿病という「病い」の経験を生きていくことになる[1]．バーチャルな病気を一生にわたって抱えていかねばならないが，多くの方は，糖尿病を自分のものとして引き受けておられない．その中で，大小さまざまな「病い」の経験が起こる．「人生の問い」を突然突き付けられる．「糖尿病は人生を問う病い」である．このようなギャップがある状態で，「糖尿病のない人と変わらない QOL」を達成してもらえるのであろうか？「疾患」を治療することを我々は大学で学んできた．しかし，「どう生きるか」という人生を問う「病い」に関して，我々は医学では学んでこなかった．

「糖尿病患者」というレッテルを貼るのではなく，PwD として考えるべきと言われている所以である．糖尿病だけを診るのでなく，その人を中心にその人の生活，生き方を診る視点が欠けていた．その人にとって，今，何が重要なのか．

2017 年米国糖尿病教育学会と米国糖尿病学会より「糖尿病ケアにおけることば」

に関する合同声明が出た[3]．「糖尿病ケアにおける言葉はFree from Stigma（烙印）でなければならない」と記された．「糖尿病患者 diabetic patients」というレッテルを貼るのでなく，「糖尿病のある人 person with diabetes」ということばを用い，決して見下す関係になってはいけないという考えである．

本症例においても「肥満糖尿病患者」「肥満関連腎症，心不全の患者」というレッテルを貼っていた．「糖尿病のある社長さん，肥満のある社長さん」というその方の生活を考えていなかった．「やせると社長の貫禄がなくなる」という思いを考えていなかった．合併症・併存症を発見する観点からもPwDという観点で診察することが重要であると感じた．ステレオタイプの考えに陥ると合併症・併存症に気づくのが遅れてしまう．反省である．

3 ギャップの理由 その2: 現在バイアス

行動経済学という学問とは，人間が必ずしも合理的な行動をとらないことに注目し，人間の心理的・感情的側面の現実に即した分析を行う学問である[4]．「ヒトは不合理な行動をとる生き物」と考えるそうである．

糖尿病診療も，目の前の患者さんに「どうしてこの患者さんは，薬を飲まないのだろう，食事療法を守らないのだろう，運動しようとしないのだろう」「どうして合理的な行動をとらないのだろう」といった疑問を感じることがある．まさしく，行動経済学である．

例えば，ダイエットをしようとしても今日は食欲を優先し，来週からダイエットをしようと思いがちである．糖尿病の重症化リスクが将来生じるものであるため，その影響を大きく割り引いて考えてしまう．現在症状がないことは過大評価されており，治療開始が先延ばしになる．このように，後々苦労をするとわかっていても目の前のことを先延ばしにしてしまう行動は「現在バイアス」によると言われている．ヒトは現在バイアスの中で生きている「先延ばし」の心理である．

バイアスとは，合理的なものから系統的にずれるヒトの意思決定を言う[5]．系統的に逸脱する傾向，先入観とも言える．糖尿病治療の現場においても，このバイアスを前提に患者さんへの説明が必要である．その中で，**現在バイアス**[5]とは，人間が効用の大きさを感じるとき，現在に近いほど大きく感じ，先のことになればなるほど小さく感じることを指す．例えば，「今すぐもらえる1万円と1年後にもらえる2万円のどちらを選ぶか？」を考えた場合，後者を選ぶのが合理的だが，実際に多くの人は前者を選ぶ．現在バイアスが働き，ヒトはいますぐ手に入る効用に大

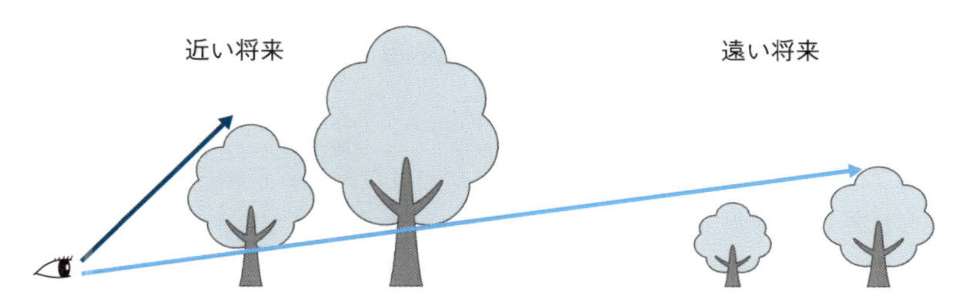

近い将来の話では, 手前の低い木が奥の高い木より大きく見えてしまう(例えば, 来月の HbA1c の値より今日の食費が重要と思う).
遠い将来の話では, 大きい木も小さく見える(例えば, 5 年後に透析になるよりも, 明日の生活がたいへんと感じる).

[図 2] 現在バイアス

きな価値を見出してしまう. あるいは, **現状維持バイアス**[5)]「まだ大丈夫」というバイアスが働く. これは現状を変更するほうがより望ましい場合でも, 今までの生活や習慣を失うことを損失と考えてしまって, 現状維持を好む傾向を指す. 計画はできても, それを実行するときになると現在の楽しみを優先し, 計画を先延ばしにしてしまう特性である. このように, 重大な意思決定を先延ばしにしてしまう. 将来の健康的な状態の価値を大きく割り引いて評価するため, 現時点で発生する費用のほうを大きく感じてしまい, 積極的な医療健康行動をとらない傾向になるわけである.

PwD は糖尿病の重症化リスクについて理解していないわけではなく, それが将来生じるものであるため, その影響を大きく割り引いて考えてしまっている. 現在症状がないことは過大評価されており, その結果, 治療開始が先延ばしになるわけである.

手前にある小さな木と奥にある大きな木を見るとき, 遠くから見ると奥の木のほうが大きく見えるが, 近くから見ると小さな木のほうが大きく見えるものである[図 2][4)]. ダイエットもこれと同じで, 今すぐという状態では, 将来的な健康が小さく見え, 現在の食事が重要なものに見えてしまうという. 遠くにあるものの価値が割り引かれるという特性である「時間割引」があり, その結果, 現在バイアスが生じる. この時間割引が高い場合ほど, 喫煙がやめられず, 肥満が改善せず, 予防接種に参加しない, 食事制限, 運動療法をしないとも言われている.

まさしく, 本症例の社長さんは, 先の心不全, 腎不全よりも, 明日の社長業, 今の見た目が重要なものに見えているのであろう．

4 ギャップの理由 その 3: つなぎの欠如

このように，PwD は「現在バイアス」のため，「今は大丈夫，自分は大丈夫」という考えで，治療や行動を変えようと思わない．行動変容にはつながらない．医療者も限られた診療時間内で済ましてしまい，行動変容がない．PwD の行動変容を待つよりも，先に医療者が行動変容をすべきであるにもかかわらず．こうやって，お互いのクリニカルイナーシャ（惰性治療）を招いてしまい，最悪，通院中断を招いてしまう．

ここで必要なのが「糖尿病医療学」である．「医療者の仕事は，人と人を結び，医学的情報や技術を手渡し，共有およびサポートしてくこと」であり，この領域を糖尿病医療学と言う[6]．すなわち，「つなぎ，結び，手渡し，支えていく」患者–医療者関係が欠如していると，ギャップは開く一方である．

5 合併症・併存症の診かた その 1: PwD と医療者のギャップ

以上のように，PwD と，医療者の間にはギャップが発生しており，これが糖尿病の合併症，併存症を進ませる要因であると思っている．

筆者は，以前，「チャート式糖尿病人生航路」（後出参照）というものを考えて，糖尿病教室で使っていた[7]．合併症をもつ PwD への説明図である．PwD は，高血糖がもたらす今後の人生のことはご存じない．そこで人生航路の図として，3 大合併症（神経障害，網膜症，腎症），大血管障害（狭心症心筋梗塞，末梢動脈疾患足壊疽，脳梗塞），さらに歯周病，認知症，がん，骨粗鬆症までも同じ図に入れていた．「これらの合併症や併存症に座礁しないで人生航路を進んで欲しい」という思いで図にした．「人生を見える化すれば，きっと治療中断せずに療養に励んでもらえる」と信じていた．しかし，今，再考してみると，これこそスティグマであった．糖尿病でなくても起こる合併症・併存症も併記しており，まるで「糖尿病と診断されれば，がん，認知症にもなりますよ．だから治療をしましょう」と，治療に前向きでない人の関心を引こうとしていた．しかし，これはすべてを「糖尿病」の責任にしてしまおうとするワナであったと反省している．

では，本書の主題である，「合併症・併存症の診かた」はどうあるべきか．そもそも，糖尿病をもっていても，いなくても，「ヒトの致死率は 100%」である．必ず訪れる．［表 1］のような「疾患」が訪れることが，0〜100%の間で予期される．

［表 1］糖尿病の併存症と合併症

併存症（糖尿病がなくてもよく併存する疾患）
• 新型コロナ感染症，インフルエンザ，歯周病，尿路感染，誤嚥性肺炎， • 脂肪肝，肝硬変，肝臓がん，膵臓がん，胃がん，大腸がん，肺がん，乳がん，子宮がん，前立腺がん • 狭心症，心筋梗塞，脳梗塞，脳卒中，認知症 • 下肢動脈疾患，足壊疽，慢性腎臓病，透析 • 骨粗鬆症
合併症（PwD に合併することが多い疾患）
• 神経障害，網膜症，腎症（透析）

6 合併症・併存症の診かた その 2: 関係性を保つ —そこに糖尿病医療学が必要

PwD と接して，合併症・併存症を共に見ていくとき，ギャップの理由その 3 に記載したように，ギャップを埋める作業として，「つなぎ，結び，手渡し，支え」といった関係性を保つことが重要である．これこそ，糖尿病医療学「医療者が，人と人を結び，医学的情報や技術を手渡し，共有およびサポートしていくこと」の目標である[6]．すなわち，合併症・併存症を診ていくときに，糖尿病医療学の姿勢が必要である．これがなくては，継続できず，中断を招き，最後には合併症・併存症を招いてしまうのである．

PwD と医療者の間での，関係づくりを根本からサポートするときの基本的な姿勢，原則として以下の態度が重要である[6]．

① 治療同盟「強制がもたらす行動変化は一時的であり，強制して人の行動を変えることはできない．医療者にできることは援助することである」．本人が納得し，実行可能なものでなければ継続できない．

② 自律性「糖尿病をもつ人はすることを自分で決定し，それによって生じる問題を解決する力をもっている」．したがって，その人の自律性を尊重し，可能性を信じて支援を継続する．

③ エンパワーメント，shared decision making「糖尿病をもつ人の能力を生かすために，医療者は必要な情報を提供し，適切な決定ができるように援助する必要がある」．本人の可能性や能力を伸ばすような支援をする．そのために必要な情報を提供する．

④ 傾聴，共感 empathy「医療者が糖尿病をもつ人の話をよく聴くことによって，

［表 2］ 糖尿病のある人とのかかわり方，支援の深さ

	第 1 レベル	第 2 レベル	第 3 レベル
	一般的，受動的，表層的	関係性，共感の深さ	個別的，主体的，深層的
情報レベル	糖尿病についての外部からの観察所見	糖尿病についての心理面（考え，感情）からの観察初見	糖尿病のある人の生き方（社会環境，成育歴）
その人の状況例	知識不足，飲酒，間食，過食，HbA1c 高値	糖尿病は恥ずかしい，治療は嫌，治療はできない	生きづらさ，人間関係，生きる基盤のもろさ，終末期，精神疾患
かかわり方 介入法	**行動学介入** 条件を支える 環境を支える 指示，教育をする	**認知，感情に介入** オープンに聞く 尊重と価値の明確化， 障害の明確化と対策	**長期総合的支援** 強固な人間関係，家族や社会資源，メンタルヘルス専門家

（石井 均．糖尿病医療学．2022；3：9-17[8] より）

お互いの考え方を理解し，協力して治療に取り組むチャンスが生まれる」．治療の主役の本人がどう考え，感じているかを傾聴し，共感することから理解が生まれる．

以上の，糖尿病者の支援において，「ゆるやかな法則」が提唱されている[8]．

ゆるやかな法則　傾聴⟶共感，見立て⟶理解⟶行動変化

こうやって支援していくことで，行動変化が生じるというのである．

PwD の合併症・併存症を診ていくということは，前出の①〜④の姿勢を忘れずに支援していけば，行動変容が見られるのである．ここには，多少とも時間を要する行程が必要である．「待つ力」が必要である．共感し，関係性を保ちながら，行動変化を待つ力が必要である．

そして，以下の糖尿病医療学で総括されている「PwD とのかかわり方，支援の深さ」［表 2］のどのレベルであるかを振り返り，介入方法を考慮し，ひいては，合併症・併存症を早期発見，早期治療していくことが重要と考えている．

7 合併症・併存症の診かた その 3：糖尿病連携手帳の活用

PwD と医療者の関係性を保ち，行動変容を待つ間でも，合併症を抑え，併存症をできるだけ，見落としなく診ていく最良の方法は，JADEC（日本糖尿病協会）が発行する「糖尿病連携手帳」［図 3］を活用すること，と思っている．

JCOPY 498-22306

関連検査

検査項目	検査日	結果
網膜症	／　／	なし・あり　P16～19参照
腎症	／　／	1期・2期・3期・4期・5期
神経障害	／　／	末梢神経障害　なし・あり
	／　／	自律神経障害　なし・あり
足チェック	／　／	足背動脈触知 右（　　）　左（　　）

右　左　右　左

しびれ（　　）　冷感（　　）　変色（　　）
白癬（　　）

関連検査

検査項目	検査日	結果
頸動脈エコー	／　／	右　狭窄　%　IMT　mm プラーク　なし・あり
		左　狭窄　%　IMT　mm プラーク　なし・あり
上腕足関節血圧比 ABI	／　／	右　　左
脈波伝播速度 PWV	／　／	右　　左
心電図	／　／	
胸部レントゲン	／　／	CTR　　%
腹部/エコー・CT	／　／	
便潜血	／　／	1回目　－・＋
		2回目　－・＋
骨格筋指数 SMI	／　／	
握力	／　／	kg

年　　検査計画

検査計画	最終実施日	1月	2月	3月	4月	5月	6月	7月	8月	9月	10月	11月	12月
健診													
採血													
検尿													
眼科受診													
歯科受診													
足チェック													
頸動脈エコー													
ABI・PWV													
心電図													
胸部レントゲン													
腹部/エコー・CT													
便潜血													
SMI													
握力													

年　　検査計画

検査計画	1月	2月	3月	4月	5月	6月	7月	8月	9月	10月	11月	12月	次回予定
健診													
採血													
検尿													
眼科受診													
歯科受診													
足チェック													
頸動脈エコー													
ABI・PWV													
心電図													
胸部レントゲン													
腹部/エコー・CT													
便潜血													
SMI													
握力													

［図 3］糖尿病連携手帳〔JADEC（日本糖尿病協会）発行〕

［表 3］当院 糖尿病内科外来で２年以内に見つかった悪性腫瘍

がん	人数（1,580 人中）	がん	人数（1,580 人中）
肺がん	16	食道がん	2
膵管乳頭粘液性腫瘍	16	十二指腸がん	2
膵臓がん	13	膀胱がん	2
肝臓がん	10	悪性リンパ腫	2
胃がん	6	胆管がん	1
乳がん	6	前立腺がん	1
大腸がん	5	血液がん	1
腎がん	3	喉頭がん	1
子宮体がん	3		

1　糖尿病連携手帳について

2020 年 4 月に JADEC から「糖尿病連携手帳 第 4 版」が発行された．その中に「検査計画」が新設された．糖尿病特有の合併症や併存症の見落としのないように，PwD 自ら治療計画をもって療養に臨んでいただくきっかけになると信じている．胸部 X 線，眼科，歯科，足チェック，腹部エコー，CT，便潜血などを健診や定期受診のときに必要時，適時 2 年間の間に行いたい．

2　糖尿病連携手帳のちから

糖尿病のある人もない人も，最大の死因はがんである．実際にこの手帳に従い定期検査を行うと「がん」に関しては以下の成績であった．

筆者の外来に来られる方で，無症状の方から，どれだけがんが見つかったかを 2018 年に調べてみた．2018 年に筆者の外来に通院されている 1,580 名で 2 年以内に見つかったがんを調べた．

［表 3］のように 5.7%にがんが見つかった．もちろんこれは，何らかの症状が出現し，見つかったものや，無症状で見つかったものが混在している．1 年間で 100 人のうち 2 人はがんが出てくる計算になる．膵腫瘍，膵臓がんが多いのが特徴的と思われる．

［表 4］当院 便潜血検査の結果

期間	2014 年 4 月 3 日から 2016 年 8 月 31 日まで約 29 カ月間
対象	入院全患者，外来 50 歳以上の 1 型・2 型糖尿病者 1,275 名 のべ 3,559 検体
便潜血結果	陽性のべ 760 検体（陽性率 21.4%） 陽性者 453 人（陽性率 35.5%）陰性者 1,139 人
下部内視鏡検査	453 人のうち 354 名実施 未実施　99 名（21.8%） 大腸ポリープなし　144 名 大腸ポリープあるが切除まだ　27 名 大腸ポリープ切除　163 名 大腸ポリープあり 190 名/354（53.7%） 大腸がん　17 名/354（4.8%）

〔第 31 回日本糖尿病合併症学会（平成 28 年 10 月 8 日）において筆者発表〕

［表 5］大腸がん検診結果（平成 5 年度）

	厚生労働省調査	当科
がん検診受診者	6,403,659 人	1,275 人
要精密検査者数	455,172 人	453 人
がん検診受診者数に対する割合	7.1%	35.5%
大腸がんであった者	10,568 人	17 名
がん検診受診者数に対する割合	0.17%	1.3%
要精密検査者に対する割合	2.3%	3.8%

3　便潜血のすすめ

PwD に大腸がんが多いのも事実である．当科では 20 年以上前より入院外来患者さんに対して，便潜血でスクリーニング検査をしてきた．その結果を 2014 年 4 月 3 日から 2016 年 8 月 31 日まで約 29 カ月間についてまとめたことがある．1 回につき 1〜3 検体を提出してもらい，［表 4］のような結果であった．

このように約 2 年間で，35.5%の方が便潜血陽性で，内視鏡検査を受けた方の 53.7%に大腸ポリープがあり，4.8%に大腸がんが見つかっている．しかも便潜血陽性でも 21.8%の方は内視鏡検査は受けておられない．この中に 5 名ほど大腸がんが隠れている計算になる．

では，一般住民ではどうなのかを文献的に当科と比較検討した［表 5］．

当科のPwDでは，便潜血が陽性である方が5倍ほど多いが，多くは大腸ポリープで見つかっており，大腸がんの発症は決して多くなかったと言える．大腸がんになる前のポリープで早期発見できていると考えたい．

便潜血検査のがん的中率（陽性の人ががんである確率）は約3%と報告されており，ほぼ当科でも同様であった．しかし，便潜血検査も完璧ではない．偽陰性率（見逃しの可能性）進行がん10%，早期がん50%と言われており，常に注意をもって診る必要はある．

糖尿病地域連携パスにおける悪性腫瘍と大血管障害の発症を報告した論文がある[9)]．パスを導入した168名と同時期にパスを導入しなかった105名について6年間の結果が報告されている．パス導入群から悪性腫瘍9例（7例は無症状），大血管障害12例が発症し，パス非導入群から1例の悪性腫瘍と7例の大血管障害が発症している．おそらくパス非導入群では悪性腫瘍が見つかっていないだけと思われる．合併症・併存症の管理には，糖尿病連携手帳は有効な手段の一つと思われる．

8 合併症・併存症の診かた その4：チャート式糖尿病人生航路 —「ゆるやかな法則から well-being へ」

エンドオブライフ・ケア協会代表理事 小澤竹俊先生の著書に「苦しみのない人生はないが，幸せはすぐ隣にある」[10)]がある．PwDの人生もさまざまな苦しみがある．糖尿病に固有なものや，それ以外の糖尿病のない人ももつ人生の苦しみが大半である．そこで，いかにすぐ隣にある幸せに気づいてもらえるか否かが大きな違いになると思っている．糖尿病治療の最終目標を，たとえ苦しみがあっても，「幸せを感じてもらえる人生」と考えたい．

合併症・併存症の診かたとして，［図4］のような新たな「チャート式糖尿病人生航路」を使った診かたを考えている．我々医療者と出会ったときから航海が始まる．人生，いろいろなことがある．糖尿病に特有な合併症（［図4］の矢印の下方楕円項目：神経障害，網膜症，腎症）のみならず，併存症（矢印上方の四角項目）がだれにでも起こりうる．この航海で重要なことは，矢印のように，座礁することなく進むことである．そして最終目標は，糖尿病のない人と変わらないQOL，さらには，糖尿病のない人と同じようなwell-beingであり，幸福であると感じてもらうことと考えている．PwDに「幸福である」と感じてもらえるような医療が重要である．

このwell-beingに必要なドメインは，1位「社会とのつながり，絆」，2位「日

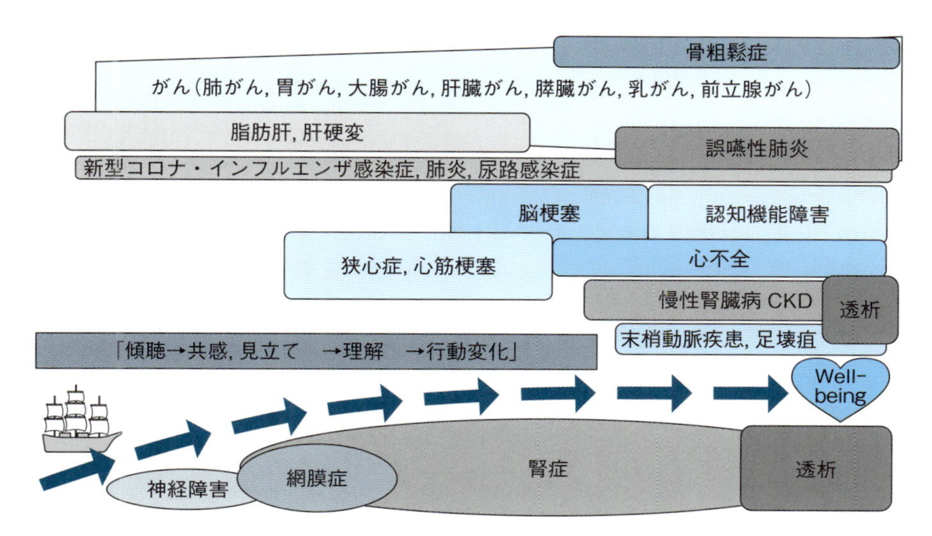

［図 4］「チャート式糖尿病人生航路」の診かた
PwD とのゆるやかな法則「傾聴, 共感, 見立て, 理解が行動変化」により「絆」を保つことが well-being をもたらし, 幸せをもたらす.

常生活」, 3 位「身体面の健康」, 4 位「ストレスと回復力」, 5 位「感情面の健康」であると言う[11]. すなわち, PwD と医療者の「つながり, 絆」が最も重要であるというわけである.

● 最後に

本書の企画趣旨で寺内康夫先生が述べられているように,「PwD がさまざまな疾患を併存しても, 自責感, 劣等感を感じさせない」ことが必要である. 一病息災, 二病息災でも, QOL が保たれるように支援することが重要である. 我々, 医療者が糖尿病者とのギャップを埋め, つながりをもって最後まで付き合い, 寄り添い, 共に生きていく姿勢が最も重要である.

◆ 文献

1) アーサー・クラインマン. 江口重幸, 他, 訳. 病いの語り―慢性の病いをめぐる臨床人類学. 誠信書房; 1996.
2) 石井 均. 病を引き受けられない人々のケア. 医学書院; 2015. p.47-70.
3) Dickinson JK, et al. The use of language in diabetes care and education. Diabetes Care. 2017; 40: 1790-9.

4）大竹文雄，平井 啓．医療現場の行動経済学．東洋経済新報社；2018.
5）大竹文雄．行動経済学の使い方．岩波新書；2019.
6）石井 均．糖尿病医療学の世界へようこそ．糖尿病ケアプラス．2023；20：106-9, 266-9.
7）細井雅之．糖尿病専門医はオーケストラの指揮者である．糖尿病ケア．2015；112：918-9.
8）石井 均．糖尿病医療学―ゆるやかな法則的認識と実践．糖尿病医療学．2022；3：9-17.
9）高田裕之，他．糖尿病地域連携パスにおける悪性腫瘍と大血管障害の発症．糖尿病．2015；58：342-5.
10）小澤竹俊．苦しみのない人生はないが、幸せはすぐ隣にある．幻冬舎；2020.
11）BeWell Stanford. https://bewell.stanford.edu/domainswell-being

〈細井雅之，玉井杏奈，井坂吉宏〉

section 2

マルチモビディティについての考え方

1 マルチモビディティとは？

マルチモビディティ（multimorbidity：多疾患併存）とは，「一個人において同時に複数の慢性疾患が併存し，中心となる疾患を特定し難い状態」を指す[1]．複数の慢性疾患を抱え，毎日，多くの治療薬を服用し（ポリファーマシー），受診する専門診療科も複数となり（ポリドクター），それぞれのケアが分断されている状況が昨今の日常診療においてしばしば見受けられる．特に高齢者を取り巻く診療現場において，マルチモビディティは療養生活における治療負担（treatment burden）を増やす重要な問題であり，近年のプライマリケア研究において重大なテーマとなっている．我々医療者はマルチモビディティの状況に常に配慮を行いながら日常診療にあたる必要がある．

マルチモビディティと似た言葉にコモビディティ（comorbidity：併存症）があるが，こちらは「中心となる疾患（例えば2型糖尿病）が一つ存在し，それに関連した合併症（例えば糖尿病網膜症）や疾患が生じている状態」を指す．この場合は糖尿病内科という一つの診療科が中心となり，関連疾患も含めて診療に携わるケースが一般的である．

一方でマルチモビディティは「複数の主たる慢性疾患を有する状態」を意味する．マルチモビディティを生ずる代表的な疾患として，糖尿病（1型糖尿病，2型糖尿病），心血管疾患（心不全，冠動脈疾患，高血圧），慢性呼吸器疾患（慢性閉塞性肺疾患，気管支喘息），関節炎（関節リウマチ，変形性関節症），精神疾患（うつ病，統合失調症），腎疾患（慢性腎臓病），神経疾患（パーキンソン病，アルツハイマー病），脳血管疾患（脳卒中），肝疾患（脂肪肝，肝硬変），がんなどがある．これらの複数の疾患が，個人によって異なったさまざまな組み合わせで存在するため，それぞれ状況に応じた個別の管理目標・戦略が必要となる．

コモビディティと異なり，マルチモビディティに対しては一つの診療科で対応を行うことは非常に困難である．一つの疾患を対象としてデザインされた研究を基盤に作成された臨床診療ガイドラインをマルチモビディティの状況にある人にそのまま当てはめて診療を行うことは，複数疾患のさまざまな病態の併存の中で，大きな競合，矛盾が生じ，患者の治療負担を増やす結果となりうる．

日本人におけるマルチモビディティの有病率は，3,307 人の日本人研究参加者のうち 18 歳以上の 29.9%，65 歳以上の高齢者の 62.8%であったという報告があるように[2)]，現代社会では多くの人がマルチモビディティを抱えている．また現代の人口モデルの高齢化はマルチモビディティのリスク増加の原因となっている．現代医療の発展，治療の進歩により人々の寿命が延び，生活習慣や環境の変化によって引き起こされる慢性疾患の種類，罹患率が増えたことにより，マルチモビディティを抱える高齢者の数も増加している．超高齢化社会に突入した日本において，健康上の問題で日常生活が制限されることなく生活できる，すなわち健康寿命の延長を目指すには，従来の単一の疾患に焦点を当てた伝統的な医療モデルを変える必要性があり，わが国においても，特に老年医学においてこのマルチモビディティの概念が近年注目されている．

マルチモビディティを有する人は，複数の慢性疾患を同時に抱えていることで，多くの常用薬の利用（ポリファーマシー）による薬物相互作用や副作用のリスクを有し，複数の専門家診療（ポリドクター）により，疾患ごとに異なる食事や運動といった生活習慣指導を受けているケースが多い．複数の慢性疾患をもちながら，それぞれ異なる治療をバランスよく調整，実践することに大きな混乱と苦悩を伴い，療養生活における治療負担を日常的に抱えている[3)]．

マルチモビディティの管理には，個人のセルフケアのみならず，継続的な医療チームのサポートが重要であり，医師は複数の診療科間の細やかな連携のもと，総合的な評価，目標設定を繰り返し行う必要がある．また看護師，薬剤師，栄養士，理学療法士など，さまざまな専門職が協力して療養生活を支援し，疾患の管理と予防のための個別の治療計画を策定する必要がある．また個人のセルフケアを最適化するためにも，患者さんと医療者との間の継続的なコミュニケーションと情報共有は非常に重要である．

マルチモビディティにどのような対応を行うべきかのエビデンスは今なお不足している．近年の慢性疾患の臨床診療ガイドラインにおいて，複数の慢性疾患をもつ高齢者に対する推奨を議論したものは，糖尿病や狭心症ガイドラインなどごく一部に限られている[4)]．マルチモビディティにおいて，それぞれの臨床診療ガイドラインを遵守したマネジメントに固執すると，本来減らすべきはずの患者さんの治療負担を増加させてしまいかねない．エビデンスの乏しいマルチモビディティの管理に

[表 1] 代表的なマルチモビディティのパターン

① 心血管/腎/代謝性疾患パターン	高血圧，糖尿病，脂質異常症，脳卒中，心臓病，腎臓病
② 神経/精神科疾患パターン	精神障害および神経疾患
③ 骨格/関節/消化器疾患パターン	関節炎またはリウマチ，腰椎疾患，消化器疾患
④ 呼吸器/皮膚疾患パターン	慢性呼吸器疾患および皮膚疾患
⑤ 悪性/消化器/泌尿器疾患パターン	悪性腫瘍，消化器疾患，泌尿器疾患

おいて必要なのは，患者さんの個別性を重視したアプローチである．患者さん・ご家族の生き方，意思を尊重し，多職種で支援を行いながら，その人に合わせたバランスのよい目標設定を繰り返し行うことが望ましい．

マルチモビディティの予防には，複数の疾患を併存する前の段階から，個々の疾患の発症予防，早期発見，早期介入が重要となってくる．定期健康診断の普及はもちろんのこと，食事や運動といった生活習慣の改善や，健康的な精神活動の促進・啓蒙もマルチモビディティの予防には重要な課題である．

2 糖尿病におけるマルチモビディティ

マルチモビディティを構成する慢性疾患は多岐にわたり，さまざまな疾患の組み合わせが生じうるが，日本における全国調査で5つの代表的なパターンが報告されている．そのうちの一つが心血管/腎/代謝性疾患パターンである[2)][表 1]．

糖尿病では高血圧，脂質異常症を併発しやすく，その管理が不十分であれば時間経過と共に糖尿病性腎症や腎硬化症，心血管疾患，脳血管疾患を発症する．糖尿病者のある人（PwD）が目指すべきゴールは，糖尿病の合併症の発症，進展を阻止し，ひいては糖尿病をもたない人と変わらぬ寿命と日常生活の質（QOL）の実現することであり，これは従来から変わらぬ糖尿病治療の大きな目標であることは言うまでもない．高血圧や脂質異常症の治療，適正体重の維持，禁煙の遵守に加え，さらに近年の糖尿病診療ガイドラインでは高齢化などで増加するサルコペニアやフレイルなどの併存症の予防・管理も重要であることが明示されるようになった[5)]．糖尿病診療に携わる医療者は，このような併存症を含めた多疾患の包括的なマネジメント，すなわちマルチモビディティへの対策に従来から取り組み続けてきたと言えよう．

糖尿病におけるマルチモビディティの現状について，いくつかのレポートを参照する．

10,151例の日本人2型糖尿病患者を対象としたデータベースを用いた横断研究では，糖尿病を含めて4つ以上の疾患を併存している割合は，65歳未満では34.7%であったが，65歳以上75歳未満では44.0%，75歳以上では53.5%であった．高齢になるほど糖尿病性神経障害，高血圧症，慢性腎臓病，冠動脈・脳動脈疾患に加え，心不全や骨折，悪性腫瘍を併存する割合が増加した[6]．

米国における194,157例のレセプトデータを用いた研究では，平均年齢66.2歳の2型糖尿病患者において91.5%が，認知症，末期腎不全，慢性腎臓病（stage3～4），心筋梗塞，心不全，脳血管疾患，慢性閉塞性肺疾患（COPD），悪性腫瘍，肝硬変，糖尿病網膜症，糖尿病性神経障害，高血圧症，関節炎，排尿障害，うつ，転倒のうち，1個以上を有し，平均では2.1個であった[7]．

また，米国の3,841例のコホート研究で平均年齢68.1歳の糖尿病患者群は平均3.7個の併存疾患（高血圧症，心疾患，脳卒中，悪性腫瘍，肺疾患，関節炎，うつ）を有していた[8]．

このようにPwDは，微小血管障害・動脈硬化性疾患に加え，複数の疾患を併発しやすく，特に高齢者では骨粗鬆症，サルコペニア，認知症といった老化関連疾患を併発しやすく，容易にマルチモビディティに陥る．そしてマルチモビディティを合併したPwDでは，糖尿病性合併症や併存症のいずれもその合併数が多くなるほど死亡リスクが増加する[9]．

マルチモビディティをもつPwDはポリファーマシーになりやすいことがわかっている．65歳以上の糖尿病患者を対象としたシステマティックレビューにおいて，ポリファーマシーは死亡や心筋梗塞のリスクを増加させると報告されている[10]．前述の代表的なマルチモビディティのパターンの中で，悪性/消化器/泌尿器疾患パターンおよび心血管/腎/代謝性疾患パターンは，過剰なポリファーマシーと最も強い関連性が認められており，OTC薬の数の過剰との関連も示唆されている[2]．特に高齢者糖尿病のマルチモビディティにおいて薬物療法を単純化させることは，重症低血糖による救急外来受診や入院のリスクを減らすためにも重要な取り組みである．

2023年5月，日本老年医学会と日本糖尿病学会が共同で作成した「高齢者糖尿病診療ガイドライン2023」が発行された[11]．2017年版の発行から6年ぶりの改訂であるが，本ガイドラインでは，SGLT2阻害薬，GLP-1受容体作動薬と心血管疾患の関係に関する最新のエビデンスに加え，高齢者糖尿病における認知症やフレイル，サルコペニアといった併存疾患について新たに記載されており，「multimorbidity」の項が追加された．高齢者糖尿病はマルチモビディティとなりやすいことを明示しつつも，その具体的な注意点についてはエビデンスが不足している現状を示しており，その介入方法についてはさらなるエビデンスの蓄積が現在求められている．

3 糖尿病診療でよく見られるマルチモビディティのパターン

PwDは，併せて高血圧，脂質異常症を有するケースが多く，それらの長い罹病期間を経て，慢性腎臓病の進行，心筋梗塞などの心血管疾患を発症するケースも決して少なくはない．糖尿病内科，腎臓内科，循環器内科と複数の診療科の定期受診が必要となり，それぞれから食事，運動の生活習慣改善指導を受け，糖尿病薬，降圧薬，利尿薬，心不全治療薬，抗血小板・抗凝固薬など各診療科から多くの薬剤を処方され，毎日の療養を継続していくこと自体に大きな困難，負担を抱えている．

食事療法においては，糖尿病の観点では個々の血糖コントロール目標を達成するために，適切な総エネルギーの摂取，栄養素のバランスを基本としつつ，その人の嗜好を考慮した食事内容が重要となる．その一方で糖尿病性腎症を併存した場合には，適正血圧の管理と共に腎症の進展を抑えるべく，たんぱく質，塩分の制限の重要性も増してくる．このような透析療法導入までの時期を遅らせることを目標とする食事療法に努めて取り組み続けてきたPwDが，ひとたび糖尿病性腎症が進行し腎不全期に移行した場合，突然に大きな食事療法の大転換を強いられる．厳格なたんぱく質制限が求められ，脂質や炭水化物が増えた食事管理の中，総エネルギーも増やすことになる．またさらに腎機能低下が進行した場合には，上記に加えカリウムやリンの制限も必要となってくる．長く時間をかけて慣れてきた糖尿病食から，大きく異なる腎不全食への急転換の強要に，多くのPwDは混乱とストレスを抱え，その実践がままならないことがしばしばある．

PwDは，複数の併存疾患の管理，治療のために多くの薬物療法を行っている．ポリファーマシーを抱える，特に高齢者の薬物療法においては，薬物相互作用や副作用の懸念から各治療薬の使用制限，用量調整など細やかな配慮が必要となるが，複数の診療科受診，特にクリニックと総合病院などで診療録が一元化できないケースでは，他の医療機関からの処方内容をタイムリーに把握することは容易ではなく，処方変更の調整に追従できないがために，処方の重複，過剰用量，併用禁忌処方などが生じるリスクを常に抱えている．

糖尿病薬の選択については，血糖コントロール状況と患者背景を照らし合わせながら処方内容の調整に努めるが，併存症の状況により薬物選択の優先度を変える必要があることが，日本・欧米ともに最近の糖尿病診療ガイドラインでは推奨されている．2022年のADA/EASD2型糖尿病に関するコンセンサスステートメントでは，小児・成人・高齢者のいずれにおいてもメトホルミンが第一選択薬として挙げられているが，成人に対しては，心血管疾患・心不全（HFrEF・HFpEFとも）・CKD合併（またはハイリスク）の場合には，SGLT2阻害薬・GLP-1受容体作動薬の投与が強く推奨されている[12)]．このように併存症も含めた包括的な薬物療法を提案しているところは糖尿病診療ガイドラインの優れた点であるが，それを実診療に反映させ，適切な処方提案ができるかどうかは医療者の裁量にかかっている．

わが国においては，ビグアナイド薬は中等度の腎機能障害患者に対してまでは慎重投与が可能であるが，eGFR 30 mL/min/1.73m^{2}未満の高度腎機能障害患者に対しては禁忌となる．またSGLT2阻害薬にはいずれも「重度の腎機能障害のある患者，透析中の末期腎不全患者ではその効果が期待できないため投与を避ける，もしくは慎重に判断する」旨の記載がある．複数の医療機関受診の場合，一つの病院でしか臨床検査を行われていないケースも多く，腎機能の適切な評価が行われないままに過剰量投与や禁忌処方が行われているケースも散見される．

同種同効の糖尿病治療薬が，複数の医療機関から処方されているケースもしばしば確認されている．SGLT2阻害薬のダパグリフロジンは慢性心不全および慢性腎臓病に対して，エンパグリフロジンは慢性腎不全に対して適応が拡大されたが，これらを慢性心不全あるいは慢性腎不全に対して使用する際には，用法および用量が糖尿病での使用と異なることに注意が必要である．急性・慢性心不全診療ガイドラインでは，糖尿病の有無にかかわらずSGLT2阻害薬の投与を考慮することが記載されており[13)]，心不全症例に対する循環器内科からのSGLT2阻害薬の新規処方例が近年急増している．その一方で，糖尿病内科と循環器内科からそれぞれ異なるSGLT2阻害薬が処方された結果，不都合が生じるケースも少なくはない．

予期せぬ急激かつ過度な血糖コントロールの改善から低血糖が頻発したケース，短期間での急激な体重減少，腎機能障害の悪化，さらには利尿薬との併用例で高度脱水を背景とした脳梗塞を発症したケースなど，SGLT2阻害薬の不適切利用に起因したと思われるケースを筆者自身，複数経験している．

慢性腎臓病における脂質低下療法は，CKDステージ3以下では心血管疾患リスク抑制効果が高く，ステージが進行した症例ほどその効果は小さくなる[14)]．すなわちCKDステージに応じた薬物療法の方針変更が求められるわけだが[15)]，CKD

を併存する糖尿病者に対し，医療者がスタチン製剤やフィブラート製剤の処方を躊躇する場面も少なくない．糖尿病内科，循環器内科の両診療科に通院中の人においては，双方から高脂血症治療薬が出ておりその整合性がうまく図れていないケースもあれば，反対に双方が治療介入をためらい積極的な薬物投与，治療介入が行われていないケースもある．

このようなポリファーマシー，不適切な処方，また薬物療法の未介入といった種々の問題の背景には，マルチモビディティに起因する複数の専門診療科（ポリドクター）間でのケアの分断が大きな問題として存在している．診療科間の連携の不備を自覚しながらも，その解消に取り組めず悩んでいる医療者も多いであろう．糖尿病のマルチモビディティを抱える人の診療においては，複数の医療機関の定期受診を避け，一つの医療機関でのフォロー体制が，ケアの分断の解消には有効かつ現実的である．複数の診療科受診を併せて行える総合病院でのフォロー，その中での診療科間のコミュニケーションを行いやすくする他職種ディスカッションの開催，診療日を同日同時間帯にするなどの工夫が望ましい．また病状が安定している人においては，家庭医としてすべての疾患を一つの通院しやすい診療所で定期フォローすることもよい方法である．

日本糖尿病学会が発行している「糖尿病治療ガイド 2022-2023」[5]では，病態やライフステージに基づいた治療の実例」の項目を掲げ，「併存症をもつ患者における治療」についても提案している．心不全，心血管疾患既往，慢性腎臓病，NAFLD（非アルコール性脂肪肝炎），肝硬変，認知症，がんを有する症例を挙げ，それぞれの場面での糖尿病診療と併存症との協調の工夫を具体的に示している．薬物療法の選択，調整についてはもちろんのこと，ポリファーマシーを避けるための処方数の削減，高齢者における治療目標の緩和，薬物療法の単純化，受診回数を減らすなど，併存症をもつ PwD の個別性を重んじ，病状説明の工夫や，他の専門診療科との連携の重要性を伝えている．

4 マルチモビディティのエッセンス，診療のこつ

糖尿病を有する人に限らず，プライマリケアにおいて重要なマルチモビディティにどのように対応をしていくべきであろうか？ 国際的なコンセンサスとして，マルチモビディティのケアに関しての実践的なガイダンスの一つである英国 NICE (National Institute for Health and Care Excellence) のガイドライン[16]を紹介する．この中でも，マルチモビディティにおける治療負担の主な要因となっているポ

リファーマシー，および複数の医療機関受診をいかに減らすかということが強調されている．

具体的なステップとして，

- 患者と治療目標について話し合う（患者希望，優先順位の把握）
- 治療負担の現状を共有する（受診回数，処方薬の数・種類，予定外の救急受診，入院）
- 治療目標の設定
- 治療プランの見直し（薬剤の中止，非薬物療法の検討，複数診療科を統合）
- 患者の同意を得る

これらのステップを踏みながら個別の患者ケアを模索し，医師，看護師，薬剤師，介護スタッフなどの他職種の連携を図りながら，療養生活の支援を行うことが重要であると記されている．

このマルチモビディティ患者ケアの考えは，治療方針に関する患者さんとの対話，意思決定の共有，糖尿病の自己管理教育と治療サポートへのアクセス整備，地域の医療環境と利用可能なリソースの共有，治療管理計画での慣性の回避，治療開始時での薬剤併用に対する積極的な検討などを重視した，ADA/EASD コンセンサスステートメント[12]で謳われている「人を中心としたケア（person-centered care)」と同じ考えである．

しかしながらマルチモビディティへの介入については，その研究方法の複雑さから依然としてエビデンスが少ないのが現状である．PwD のマルチモビディティにはある程度のパターンや傾向があったとしても，実際にはさらに多くの他疾患を併発している人，さまざまな家庭・社会環境（独居高齢者，経済困窮など）にある人など，身体的，精神的のみならず社会的にも多くの複雑な問題を抱える人をひとくくりのパターン戦略で対応できるはずもない．

マルチモビディティの診療で大切なことは，個別性を重視したその人の生き方に沿ったアプローチである．その人の治療の目的と内容はどんなものか？ それをその人がきちんと理解しているか？ 家族や隣人，公共のサポートが得られるか？ その人の価値観，キャラクター，何がモチベーションとなるか？ など，その人ができそうなこと（capability）に目を向け，支援しつつ，その一方でポリファーマシーやポリドクターなど治療負担の解消に努めることが重要である．

専門診療科で一つの疾患を深く診ることに重きがおかれた現在の日本の診療体制の中で，マルチモビディティを有する PwD が抱える多疾患のすべてを総合的に診ることはとても難しい．医療者が日々の忙しい診療の中で，PwDの生活を理解し，ニーズを把握することは決して容易なことではない．時間をかけて医療面接を繰り返し行う中で，その人の生活をイメージしながらその手がかりを見つけていく．そして管理目標を柔軟に設定し，バランスのとれた治療を紡いでいく．そのような地道な個別のアプローチの中にこそ，マルチモビディティと上手に向き合っていくための答えがある．

◆ 文献

1）Akker M, et al. Comorbidity or multimorbidity: what's in a name? A review of literature. Eur J Gen Pract. 1996; 2: 65-70.
2）Takuya A, et al. Multimorbidity patterns in relation to polypharmacy and dosage frequency: a nationwide, cross-sectional study in a Japanese population. Sci Rep. 2018; 8: 3806.
3）Mercer S, et al. ABC of multimorbidity. John Wiley & Sons, UK; 2014.
4）Boyd CM, et al. Clinical practice guidelines and quality of care for older patients with multiple comorbid diseases: implications for pay for performance. JAMA. 2005; 294: 716-24.
5）日本糖尿病学会．糖尿病治療ガイド 2022-2023．文光堂；2022.
6）Ohsugi M, et al. Comorbidities and complications in Japanese patients with type 2 diabetes mellitus: retrospective analyses of J-DREAMS, an advanced electronic medical records database. Diabates Res Clin Pract. 2021; 178: 108845.
7）McCoy RG, et al. Paradox of glycemic management: multimorbidity, glycemic control, and high-risk medication use among adults with diabetes. MJ Open Diabetes Res Care. 2020; 8: e001007.
8）Quiñones AR, et al. Diabetes-multimorbidity combinations and disability among middle-aged and older adults. J Gen Intern Med. 2019; 34: 944-51.
9）Chiang JI, et al. Multimorbidity, mortality, and HbA1c in type 2 diabetes: a cohort study with UK and Taiwanese cohorts. PLoS Med. 2020; 17: e1003094.
10）Al-Musawe L, et al. The association between polypharmacy and adverse health consequences in elderly type 2 diabetes mellitus patients; a systematic review and meta-analysis. Diabates Res Clin Pract. 2019; 155: 107804.
11）日本老年医学会，日本糖尿病学会．高齢者糖尿病診療ガイドライン 2023．南江堂；2023.
12）American Diabetes Association. Standards of medical care in diabetes-2023. Diabetes Care. 2023; 46: S1-291.
13）Heidenreich PA, et al. 2022 AHA/ACC/HFSA guideline for the management of heart failure: a report of the American College of Cardiology/American Heart Association Joint Committee on Clinical Practice Guidelines. J Am Coll Cardiol. 2022; 79: e263-421. Erratum in: J Am Coll Cardiol. 2023; 81: 1551.
14）Nakamura H, et al. Pravastatin and cardiovascular risk in moderate chronic kidney disease. Atherosclerosis. 2009; 206: 512-7.

15） 日本腎臓学会．慢性腎臓病の脂質管理のための KDIGO 診療ガイドライン．東京医学社；2018.
16） National Institute for Health and Care Excellence. Multi morbidity: clinical assessment and management. NICE guideline[NG56]. Published 21 September 2016. [not revised; cited 10 April 2019].

〈髙橋謙一郎〉

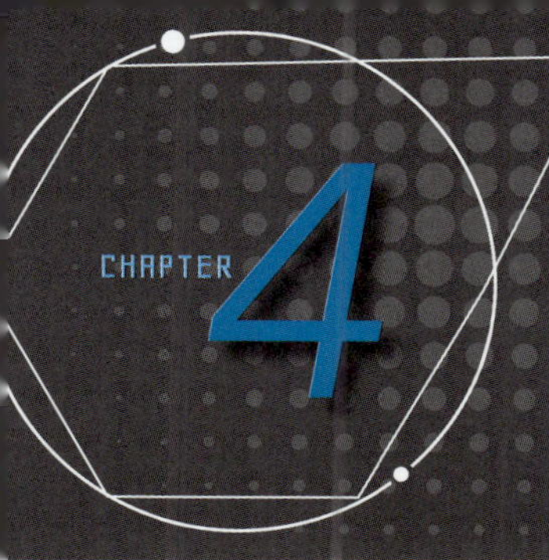

糖尿病の合併症・併存症と付き合う

section 1
総論

本章では糖尿病，および合併症・併存症のある人と付き合う，がテーマとなる．糖尿病者と医療者は長い付き合いになる．ゆえにさまざまな疾患を合併・併存する場に立ち会う．弁膜症あるいは心房細動による心不全，悪性疾患，フレイル，骨折，認知症など，いくつかは不可避であろう．このようなときに「糖尿病のある人(PwD)」と医療者の関わりはどのようになっていくのか．医療者はこれらの疾患を将来に見据えて，どのように関わっていくのがよいのか．いくつかの疾患に関して各論は以下の項に譲り，総論を述べる．

「科学という分析的方法は生きた魚を死んだ姿でとらえていこうとするようなもの」(井上洋治)[1]であり，糖尿病医療においては「人間が人間に関わる科学，すなわち医療学[2,3]」へのパラダイムシフトが起きている，と皆藤は述べている[4]．

この「糖尿病医療学」ではHbA1cの値，合併症・併存症の状態がこうだからこのような治療を選択するというのは，石井の言う「第1レベル」[5]であり，往々にして糖尿病者の心理的・社会的状況に踏み込む第2，第3レベルへの介入が必要となる．また，PwDがこういうことで悩んでいたらこう答える，ということはない．学会発表された事例を聞いて，「発表者が行った治療行為が当該の患者に有用に働いたので同様の医療行為を自分が担当する患者にも行ってみる」ことはできない[4]のである．PwDの置かれている状況，語り，叫び，には同じものはなく，同じ答えはありえない，のである．したがって，本稿でもどういう合併症・併存症の人にどういう関わりをしたらよいのか，という便利な答えは用意できない．

例えば，以下のようなPwDの叫びにどうやって答えるであろうか？

「十分生きた，もういい……」[6)]

「自分のことなのにどうして自分で決められないの!?」[7)]

「いつ死んでもいい，好きなように生活したい」[8)]

- 「十分生きた，もういい……」

満足なのか，諦観なのか，あるいは治療に対する抵抗なのか？ この言葉に対峙したものが傾聴と深い共感をもって関わったときにのみ理解しうることであり，「科学」で答えが用意できるものではない．

- 「自分のことなのにどうして自分で決められないの!?」

これは医療者にとってとても耳の痛い叫びであろう．本人の一番の望みは自分で決めることだったのだ……，よかれと思って強制していたのか……，と反省せざるをえなくなる．本人の最も優先したいものは別にあったのだ．自分は踏み込めていなかった……．

- 「いつ死んでもいい」

この言葉は日常臨床で比較的聞かれるかもしれない．積極的な精査または治療を勧めたとき，これから起きる可能性のある合併症・併存症などについて説明したとき，などこの言葉で詰まってしまった経験はおもちかもしれない．

- 「もう死んでもいいわ，手術はしたくない」．

重症の弁膜症で心不全が目前と考えられる高齢PwDに手術を勧めたが頑なに拒否された．

その後，重症の心不全となり，呼吸困難で人工呼吸器装着．苦しさに耐えられず手術を希望され，無事生還．

病状が重篤なこと，手術が必要なことを理解していただけなかったこと，そのため生死の境をさまよい苦しい思いをさせたことに後悔を覚えたが，そうではなかった．

「手術が必要なことはわかっていたの，でも夫が心臓手術中に術中死したのでそのときのことを思い出すのが辛くて手術のことを考えられなかったの」．手術と聞くだけで辛さが甦っていたのだろう．「もう死んでもいい」は夫の死の思い出と結びついていたのだろう．そこまで相手の想いを聞き取ることができず，もう死んでもいい，がどういう意味をもつのかに思い至らなかった．

もちろんそれができたとして彼女の手術に対する想い，行動がすぐに変わるとは限らない．しかし関わりを根気よく続けること（続ける力，待つ力）で，当事者の行動が変化していく場合がある．

相手のことに深い関心をもち，よく知りたいという（聴こうとする）医療者の態度が，PwD のウェルビーイング，満足度や安心感，治療意欲，生き方の選択に大きな影響を及ぼす，と石井は「糖尿病医療学―ゆるやかな法則的認識と実践」[5] の初めに述べている．

1 これから起きる可能性のある合併症・併存症について

重症になったら患者の想いも変わってくる．

「やっぱり先生の言う通りにしておけばよかったわぁ」

悪性腫瘍を疑って精査を勧めた人，重症弁膜症でずっと手術を勧めていた人，顕性腎症で血圧コントロールと塩分制限の重要性を再三お話しした人．悪くならなければ意識が変わってくれない？……虚しい，と医療者は葛藤する．

しかし大事なのは，そうせざるをえない（そうしない）本人の想いである．人によってもっと大切にしていること，優先すべきことがある．本人も時に気づかないその想いを傾聴し，見立て，共感することが重要である．「聴く」そしてその変化を見逃さないように，注意深く「待つ」ことを「続ける」が肝要であろう．

- 傾聴：言葉にとどまる，体験を想像する，感情を受け止める．
- 見立て：相手がどんな状態か，何にどのくらい困っているか，それにどんなことが関連しているのか，などをその人全体の生き方として判断するプロセスあるいは指針である．
- 共感：結果として話し手と聴き手の両者に起こる心の動き，感情を伴った患者理解であり，それができたとき（ああそういうことだったんだなあ），最も核心的な見立てが成立する．このとき，PwD の中で自己理解が進み，治療者に対する信頼感に守られて，葛藤と対峙し，新しい行動を起こそうとする力が生まれる．

2 悪化してしまった状態を最初からPwDに意識させる必要性はあるのか？

こんな生活をしていると合併症が悪化して透析になってしまいますよ，などの脅し文句を堂々と言える（意識せずに言っていることはありうるが）医療者は現在では（たぶん）そうはいないであろう．

PwDは悪い未来を予想したくない．それに対して医療者はPwDのさまざまな合併症・併存症を予想・予測して現時点での対応を行おうとする．ここに大きなズレがある．恐怖を感じて欲しくないが，できれば悪化させるのは回避したいというときにどうすればよいのか．

合併症になりたくなかったら守りなさい（無意識の強制）ではなく，なりたい自分を目標とするのはよりよい方法である．コーチング，動機づけ面接，あるいは行動経済学的アプローチなどは，時には自分の意識していなかった自分の目標，望み，なりたい自分を気づかせることを補助するツールとして有用である．人によってはもっと大切にしていること，優先すべきこと，が医療者に気づきにくいことがままある．必ずしも皆，健康で「糖尿病のない人と変わらない人生」を目標にしている，とは限らないことを心に留めておく必要がある．

PwDとの関わりはうまくいくときばかりではない，うまくいかないことのほうが多いかもしれない．よかれと思って寄り添い，話し合い，アドバイスをしても適切に従わない患者，また，あるときにはどうしてもうまくコミュニケーションがとれない患者に医療者の陰性感情が起こることもある．

以下，糖尿病医療学学会での医療者の叫び，である．

- 「待ち続けた結果，重症化した患者を看取った後の医療者の心の整理の仕方」[9]
- 「たくさん話してくれるけど，医療者側にはイライラした感情ばかり募るケース」[10]
- 「延々と不満と主張を訴える患者との関わり（インターネットの情報に魅力，自己判断で療養方法を選択する）」[11]
- 「『マイナスの感情』が強い患者への試行錯誤と医療者の迷い」[12]
- 「『見捨てるのか?!』と3回言われました」[13]

また皆藤もこんなことを言っている[14]．

JCOPY 498-22306

「もう死んだら楽になるのに」と言う患者に対しこんなふうな気持ちになることはないでしょうか？

「こちらの指示を守らへん，難儀な患者やな」
「こんな患者，うちに来なくてよかった」
「うちのクリニックではこんな人，みれへんわ」
……こんな……

筆者はこのようなときに振り返って考えることがある．

- わからない患者ではなく，わかるように話をしてこなかったのではないか，あるいはわかるように聞いていなかったのではないか？
- この人が最も大事に思っていること，優先したいこと，を自分がわかっていない，自分はそれに気づけていない．
- 患者はそれを感じ取っている．
- 無意識の強制あるいはdouble bindに対する反発？

そうやって振り返ることで患者への陰性感情は減るが，今度は医療者自身の陰性感情と折り合いをつけなければならなくなる．PwDに対峙する医療者には自身のケアも必要となることを心に留めていただきたい．

一方で「○○を繰り返す症例」「難治性○○」，なぜよくならない，なぜ繰り返すのか，というケースもある．この場合，医学の問題ではなく，医学以外の問題が内在していることも多い．この場合は家族，あるいは実際にケアをしている人に解決への協力を依頼することが有用な場合が多い．日頃からキーパーソン，利用している医療サービスに関することを診療の中で聞いておくことは重要である．

糖尿病だけでなく，付帯する他の事情によって「生きづらさ」や「価値の喪失」を感じている．「生きる基盤が脆い」（家族関係や人間関係，社会的サポートが弱い──貧困や孤立）あるいは「他の重大な疾患や併存症」を伴うなど，重層的な困難を抱えており，糖尿病という課題にとどまらず，より広く深い心理社会的な課題を抱えていることが多い[5)]．

PwDも医療者も人であり，互いに陰性感情をもつことがあり，さらに医療者には「思いやり疲労（compassion fatigue）」が起きる場合もある．

「それ見たことか！」は医療者として決して口に出すことのない言葉である．しかし，口には出さないが，このような気持ちが心の底にでも全くないかと言われるとどの医療者も否定はできまい．

「状況が悪化した時に，ある医療者からは『自業自得』と言う言葉が聞かれました」(下之内暢子)[15)]．

重症の糖尿病性壊疽で免荷装具が必要なのにそれをせずに「推し」のイベントに出かけるPwDとの関係が悪化した．「自業自得」はこのときに出た言葉である．筆者はこの言葉に衝撃を受けた．発した医療者に対してではない．自分の心の底にもこの言葉があることに気づいてしまったからである．

最終的に，下之内はPwDの一番大事に思っていることを実現させるためにはどうすればよいのか，というスタンスで関わりをもち続けた結果，良好な関係を回復し，支援を継続できた．しかし，このことは普段の医療者はPwDの望むようにではなく，医療者の望むように治療を行おうとしていることを示唆している．

医療者は足病変をよくすることを第一とし，PwDは自分の「推し」を優先したい，足よりも大事，なのである．

インスリン注射をよく忘れる（抜ける）ために血糖コントロールが不良なPwDに対し，「血糖もHbA1cもすごく高いんだからきちんとインスリン注射をしないとダメですよ」というのは簡単である．いずれ「あれだけ言ったのにちゃんとインスリン注射をしないから眼底出血したのです」となるだろう．

「〜なんだから，〜しないといけない，〜すべきである」は「〜なのに〜しないから自業自得だ」につながっていく．

なぜ，インスリン注射をしないのか．もともとできない治療を提供し，強いているのではないか．

医療者が関わっている人の健康状態を改善したいと思うのは当然である．しかし，そのためにPwDの想いに至らないのは本末転倒である．それがすれ違ったときに医療者に「自業自得」が生じる．その人の望むように生きるための手助けをする方策を考えるのがよいかもしれない．

筆者の事例を提示する．

80歳代男性．糖尿病歴30年，BMI 22.3，体脂肪率20.3%，HbA1c 5.9%（αGIのみ服用）．糖尿病性合併症なし．週3回2時間テニスと週5回の10,000歩ウォーキング．

ある時の来院で「先生，俺，もうダメになっちゃったよ」「どうしたんですか？」「体力が落ちてテニスも全然できなくなっちゃった」「え？ あんなに元気だったのに何があったんですか？」「実は，糖尿病によくないって聞いて，ご飯（白米）を一切やめたんだよ」．3カ月で体重4kg減少（BMI 20.7），筋肉量3kg減少していた．フレイルへまっしぐらである．

「流行りの糖質制限は必要ないですよ，しっかりご飯食べましょう」と話していたはずなのに……．一言相談して欲しかったな……と思うと同時に心の底に「ちゃんと話したはずなのに言うことを聞かないから……」．

「PwD-医療者」としての関係は良好（のはず），糖尿病としての状態も良好で，来院のたびに，「とてもよいですね，このままの生活を続けてください，ただし無理はしないように」．

しかし，振り返ってみると，「このPwDはもっと糖尿病がよくなりたかったのだなぁ，もっと健康になってもっとテニスがしたかったんだなぁ．80歳を超えたからといって，もっとよくなりたい，もっと健康で元気になりたい，という気持ちに気づかずに，自分は話をしていたのだな，このままの生活でよいですよ，は彼が必要とするアドバイスではなく，そこに両者の共感はなかったのだ」と気づいた．

そうは言ってもこれで終わりではない．「もう一度，テニスができるように頑張りましょう！ お手伝いさせてください」．

「医療者」は「医療者」という役割を演じている．どのような役割（アイデンティティ）を演じるかは一人ひとりが創造的に作り上げるものである．これには医療者個々人の人格が大きく関わってくる．

アルコール依存症の専門家である小松は，2023年日本糖尿病学会シンポジウムのアルコール依存に関するレクチャーでこう述べている．

しばらく来院しなかったアルコール依存症患者が飲酒してしまったとき，診察室の入り口で躊躇している様子ですぐにわかるが，「それでも来てくれたんだ～，よかった～」と涙ぐむほど嬉しいと．それに対して，脊髄反射のような「よくまた来てくれたね」という返答は「患者さんはすぐに見抜きますよ」と言う．

依存症に長年，深く関わってきた小松の言葉は重い．

大切なのはよき医療者のふりをしてステレオタイプのセリフを用意するのではなく，想いを理解し，受け止める，その上で相手の受け入れられる対応を演じることである．

「演じる」と「ふりをする」は違う．河合はこう述べている．

心理療法家はしっかり演じ切る──役作りの訓練をするんだと．役者がある役を与えられると何カ月かかけてその役のことを勉強し続ける．そうしないと役のイメージが作れない．心理療法家もクライエントの運命のイメージができるように会いながら作っていく[2)]．

PwD にも治療中断はままあることである．

久しぶりに彼らが重いドアを開けてやって来るときは合併症・併存症など何らかのよくない状態であることが多い．

勝手に治療を中断して，合併症・併存症で心配になったときにやって来る PwD に，小松のように「よかった，来てくれたんだ！」と心から思えるだろうか？「それ見たことか」「自業自得」とチラとでも思わずにいられるだろうか？ その PwD とそれまでどんな関わりをしてきたかに左右されるだろう．お互いに陰性感情をもっている場合，どんなふうに自分は演じることがよいのだろうか……．医療者も心を奮い立たせ，全力で演技しなければならない．

かかりつけ医として，糖尿病医療者として PwD とは長く関わることになる．PwD に一番近くでみてきた医師，と思ってもらえるだろうか．

学会などで発表者にこの PwD の趣味はなんですか？ 最も興味をもっていることは何ですか？ と質問することがある．「PwD-医療者」関係を判断する材料としているのだが，長く付き合ってきて，「知りません」という返答もある．家族構成を知らないことさえある．

診察室で PwD とは家族の話に延々と付き合うことがある．その時々でその人の頭の中を最も占めているものについて知るための取っ掛かりになることがある．この医療者なら自分のことを知っている，話を聞いてくれる，という関係の下地を何も合併症・併存症のない，問題の起きていないときにこそ心がけるようにしている．

PwD の話を聴き，想いに寄り添い，いつでも一緒にいるよ，が伝わるように．

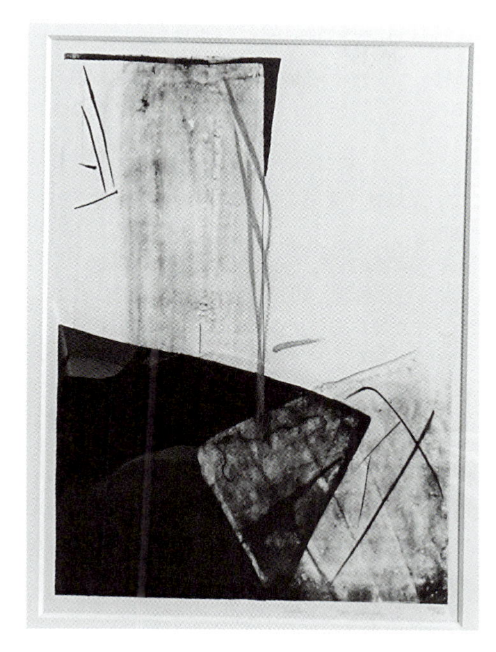

聴く(Listen)　篠田桃紅 作（筆者所蔵）

篠田桃紅（しのだ とうこう，1913年3月28日〜2021年3月1日，107歳で没）は，書道家であったが文字の決まり事を離れた新しい墨の造形を試み，その作品は水墨の抽象画＝墨象と呼ばれる．本作品は，東洋的で奥行きを感じさせる静謐の中に生命を感じさせる鮮やかな緑の萌芽が描かれている．「聞く(Hear)」ではなく，「聴く(Listen)」＝傾聴する，は石井の医療学[5]の本質であり，その行為の静かな持続から，新たな生命力と行動が立ち上がってくる．

ある日の会話:

「もう先生と30年も付き合ってるね〜」「いろいろ，病気（合併症・併存症）もしたけどお互い何とか無事に生きてるね〜」

「先生もね，けっこう時々，病気してるけど気をつけて，ずっと元気でいてね！ 最後まで私に付き合って！」

──PwDに寄り添われている，ありがとう．

最後に

強固な「医療者-PwD」関係が治療的な意味をもつ．

そのような関係のもとで，本人が人生の物語を再構成し，新しい意味づけができ，それが生きていく力に変わることがある．また，治療者の人間性（非認知能力）も問われる．単に行動変容の援助ではなく，情動的支援も必要であるし，社会的支援も必要となる．要するに，より総合的かつ長期的支援が必要である．

と，石井は述べている[5]．

さまざまな合併症・併存症が予想される糖尿病者と関わっていくには，医療者も全人格をかけて，真摯にPwDに踏み込んでいこうとする姿勢が必要なのであろう．

◆ 文献

1) 井上洋治．漂流─「南無アッパ」まで．井上洋治著作集第5遺稿集「南無アッパ」の祈り．日本キリスト教教団出版局；2015．p.40-1．
2) 河合隼雄．因果的思考と非因果的思考．臨床心理学ノート．金剛出版；2003．p.90．
3) 河合隼雄．心理療法の科学性．心理療法序説．岩波書店；1992．
4) 皆藤 章．糖尿病医療における主体的な関わり．糖尿病医療学．2022；3：1-8．
5) 石井 均．糖尿病医療学─ゆるやかな法則的認識と実践．糖尿病医療学．2022；3：9-17．
6) 神奈川県内科医学会．一語一会大賞．2023．
7) 檜佐美幸．自分のことなのに，どうして自分で決められないの．糖尿病医療学．2019；5：74-5．
8) 井上 歩．「いつ死んでもいい，好きなように生活したい．」と退院したAさんへの関わり．糖尿病医療学．2019；5：22．
9) 中山法子．「待ち」続けた結果，重症化した患者を看取った後の医療者の心の整理の仕方．糖尿病医療学．2017；3：136．
10) 森實千香．たくさん話してくれるけど，医療者側にはイライラした感情ばかり募るケース．糖尿病医療学．2017；3：143．
11) 堀江恭子．延々と不満と主張を訴える患者との関わり(インターネットの情報に魅力，自己判断で療養方法を選択する)．糖尿病医療学．2018；4：175．
12) 田中陽子．「マイナスの感情」が強い患者への試行錯誤と医療者の迷い．糖尿病医療学．2019；5：142．
13) 天門淳子．「見捨てるのか?!」と3回言われました．糖尿病医療学．2023；9：57-8．
14) 皆藤 章，飯野秀子．症例を医療学的に理解するということ．糖尿病医療学．2022；8：111-7．
15) 下之内暢子．複雑な生活環境を抱えた難治性糖尿病足病変を持つ在宅療養者への支援の検討．糖尿病医療学．2023；9：25-6．

〈皆川冬樹〉

section 2

各論 COVID-19を罹患した糖尿病のある人

● 緒言

これまでさまざまな先生が解説したように，糖尿病のある人（PwD）はさまざまな併存症を有することが多く，その早期発見，診断および治療が大切である．併存症の中には，新型コロナウイルス感染症（COVID-19）といった，緊急性を要する疾患も含まれる．本節では，COVID-19に罹患したPwDの治療を考える．筆者は，2021年1月に糖尿病病棟で，COVID-19クラスター感染を経験した．糖尿病合併COVID-19肺炎患者の治療に当たった経験も交えて詳説する．

1 COVID-19クラスター感染により災害医療を行わなければならない状況となる

筆者は，済生会横浜市南部病院という，横浜市の500床ほどの地域中核病院で勤務をしている．COVID-19患者の増加をニュースで見るが，災害医療という印象は実感を伴っていなかった．しかし，糖尿病病棟でCOVID-19クラスター感染を経験した際には，COVID-19肺炎患者を多数担当する医療は災害医療であると実感した．

クラスター感染の前日までは，糖尿病で入院した方に十分な時間をかけて回診を行い，診察をしたり話をしたりすることができた．理学療養士とも連携をとり運動療法の指導も行うことができた．看護師もインスリンの手技指導や生活指導に十分時間を当てられた．しかし，COVID-19クラスター感染発生の翌日からは，回診での診察や会話が制限された．院内スタッフにも新規感染者が増加する状況で，COVID-19肺炎に罹患したPwDの診察と共に，自分がCOVID-19に感染しないことも大切な状況であった．当時は，COVID-19ワクチンも流通していない時期であった．医師も看護師も，COVID-19肺炎患者に十分な診察時間を確保することが困難となったし，また，その診察の際には防護服を身にまとわなければならなかった．特に，高齢で認知症が併存している患者は，防護服を着た主治医や担当看護師を認識できていたかわからなかった．2021年8月になると，防護服に顔写真の写真を貼ったり，タブレットを利用した回診も併用し，工夫も行われている病院もあったようだが，筆者はそのような考えをめぐらす余裕もなかった．

2 COVID-19 肺炎罹患時の糖尿病治療の困難さ

文献検索しても，筆者が必要とするCOVID-19クラスター感染が発生した医療現場の糖尿病治療に関する報告は見当たらなかった．インドからは，COVID-19パンデミックによる医療アクセスへの制限が血糖増悪につながる可能性が示唆された報告がある[1]．また，2016年に起こった熊本地震で，それまで通りの医療が受けられなかったことから糖尿病患者の血糖が増悪したと報告もある[2]．しかし，糖尿病合併COVID-19肺炎患者の糖尿病治療について，現状を報告したような論文は見当たらなかった．当時，筆者が経験したCOVID-19クラスター感染後の糖尿病治療においては，看護師の人数が不足し，また看護師と患者との接触も減らす必要があると判断され，血糖測定回数さえ制限せざるをえない状況であった．

3 COVID-19 肺炎罹患時の糖尿病治療の提案

COVID-19肺炎罹患時の糖尿病治療については，通常のシックデイと同様の糖尿病治療が求められる．また，COVID-19感染時には，炎症性サイトカインが上昇し糖尿病性ケトーシスを合併しやすくなる可能性が示唆されている[3,4]．また，COVID-19の治療として，デキサメタゾンの有用性が示されている．特に酸素投与が必要なCOVID-19肺炎患者に対して，デキサメタゾンの投与は死亡率低下につながることが示されている[5]．ただし，デキサメタゾンは血糖を上昇させる副作用があるため，COVID-19肺炎患者では血糖上昇に対する対応が必要となることが多い．

1 目標血糖値について

中国で実施されたCOVID-19肺炎患者に対する後ろ向き調査研究によって，血糖値が70～180 mg/dLと良好であった患者は，血糖不良の患者に比べて死亡率が有意に低いことが証明された[6]．ICU入室の重症患者においても，糖尿病治療介入による血糖値180 mg/dL以下が推奨されており[7]，COVID-19肺炎罹患時にも血糖値180 mg/dL以下の血糖コントロールを目標とすることは，現在のところ妥当と考えられる．

JCOPY 498-22306

2 COVID-19 肺炎罹患時に推奨される糖尿病治療：インスリン療法

インスリン療法は，経口血糖降下薬や GLP1 製剤に比較して，消化器症状などの副作用が少ない．また，毎日の簡易血糖自己測定の値を見ながら，すみやかなインスリンの単位調整が可能である．COVID-19 肺炎罹患時には，最も推奨される糖尿病治療と考えられる[8)]．

ここでは，強化インスリン療法の単位調整の仕方について，再度確認をしておきたい．入院中一般的には，各食前と眠前に血糖自己測定が行われる．前述したように目標血糖値は常に 180 mg/dL 以下であることが理想である．簡易血糖自己測定での各食前血糖値と COVID-19 肺炎をはじめとした感染症の転帰との関連を示した臨床研究はほとんど見当たらない．2009 年の米国糖尿病学会および欧州糖尿病学会の合同コンセンサスで，各食前血糖値を 130 mg/dL を目標とするようにインスリンを調整することと記述がある[9)]．感染症罹患時における簡易血糖自己測定器による血糖目標値はエビデンスに乏しい領域であるが，筆者らは，血糖値 180 mg/dL 以下を達成するために，簡易血糖自己測定での各食前血糖値 130 mg/dL 程度以下を目標とすることは妥当と考えた．各食前と眠前に血糖自己測定を行う場合，責任インスリンは血糖測定の際の一つ前に投与したインスリンが責任インスリンとなる[10)]．

まずは，［図 1］を参照していただきたい．本例の X 日目のように昼食前血糖値が 220 mg/dL ならば，朝食前に投与した超速攻型インスリンが責任インスリンとなる．そのため，朝食前の超速攻型インスリンを 1～4 単位増量する場合が多い[7, 11)]．実際には，［図 1］の X 日目の夕食前血糖のように目標血糖値である 130 mg/dL 以上であるが，昼食前血糖値と比較すると著明に低下している場合もある．このような場合は，昼食前の超速攻型インスリンを増量しないことも多い．また，X 日目の朝食前血糖値が 140 mg/dL と高値である場合は，その責任インスリンである持効型インスリンを増量する．持効型インスリンは，本例のように眠前に投与することもあるが，投与時間はいつでも構わない．どの時間に投与しても，持効型インスリンが，朝食前血糖値の責任インスリンとなる．［図 1］に血糖調整のためのインスリンの単位調整の具体例を示した．参考にしていただきたい．

具体的には，昼食前の血糖値が，130 mg/dL を超えて高値であれば，朝食前の超速攻型インスリン（追加インスリンのこと，例としてノボラピッド®やリスプロ®）を増量することになる．また，朝食前血糖の責任インスリンは，1 日 1 回，時間に

各食前と眠前に自己血糖測定をする場合，投与した後の次の血糖をみて調整する．
例：朝食前，超速攻型インスリン4単位投与
⇒昼前の血糖が130mg/dL以上と高値
⇒朝食前のインスリンを1〜4単位増やす．

具体例

	測定時間	朝食前	昼食前	夕食前	眠前
X日目	血糖値(mg/dL) インスリン	140 超速攻型4単位	220(+80) 超速攻型4単位	180(−40) 超速攻型4単位	240(+60) 持効型8単位

	測定時間	朝食前	昼食前	夕食前	眠前
X+1日目	血糖値(mg/dL) インスリン	100 超速攻型6単位	140(+40) 超速攻型4単位	120(−20) 超速攻型6単位	160(+40) 持効型10単位

	測定時間	朝食前	昼食前	夕食前	眠前
X+2日目	血糖値(mg/dL) インスリン	100 超速攻型8単位	110(+10) 超速攻型4単位	105(−5) 超速攻型8単位	110(+5) 持効型10単位

(　　)内の素値は前回測定値との血糖差

［図1］ 責任インスリンとは

かかわらず投与する持効型インスリン（基礎インスリンのこと，例としてグラルギン®，ランタスXR®やトレシーバ®）となる．こちらも，朝食前血糖値が130 mg/dLを超えたら，基礎インスリンを増量することが多い．もちろん，糖尿病性網膜症を有する場合には，緩やかな血糖低下が望ましいと考えられており，注意を要する[12]．COVID-19肺炎罹患時には，糖尿病性網膜症評価など，専門的な診察が困難となる可能性があり，日常診療における併存症の評価は非常に大切である．

繰り返しになるが，COVID-19肺炎の治療は，災害医療である．糖尿病医管理のもと，COVID-19肺炎の治療が行われることが望ましいが，状況によっては，COVID-19肺炎を担当する非糖尿病医が血糖調整も担当する可能性もあると思われる．そのような場合，非糖尿病内科医が強化インスリン療法を施行しなければならない状況も鑑みられるとして，再確認のため強化インスリン療法のインスリン単位の調整を詳説した［図1］．

COVID-19肺炎罹患時には，インスリン療法が最も望ましい他の2つの理由がある．1つ目は，COVID-19肺炎罹患時にはケトン産生が増加する可能性がある[3, 4]．インスリンは，血糖低下作用のみならずケトン体消失効果も有する[13]．筆者らは，1型糖尿病患者において，基礎インスリンと追加インスリンによって，認容内の血糖低下とケトン体の消失が得られた症例を報告した[14]．また，COVID-19

 JCOPY 498-22306

肺炎を含むシックデイ時においては，患者の食事摂取量が低下することも多い．インスリン療法は主食量にあわせて，食後に投与するなど工夫することで，必要な血糖降下作用を得ることができる．2つ目の理由は，COVID-19 肺炎治療にデカドロンを使用することが多いためである[5]．ステロイド糖尿病では，眠前に血糖が上昇し，夜間に急激な血糖低下を示すことが多い．そのような，血糖変動が大きくなった場合にも，インスリン療法は，昼食や夕食前に投与する追加インスリンを増量することで，対応可能である．

従前は，簡易血糖自己測定を用いた血糖測定が行われることを前提としてきた．各食前，可能であれば眠前にも血糖測定を行い，インスリン調整を行うことが望ましい．しかし，COVID-19 の感染の広がりによっては，看護師不足により困難となる状況も生じる．当院でも院内 COVID-19 クラスター感染が発生したときには，看護師不足により，血糖測定の制限が必要となった時期もあった．そのような場合には，フリースタイルリブレ®も一考すべきである．フリースタイルリブレは，持続血糖モニタリングと異なり，血糖自己測定で得られた血糖値による補正を必要としない．あらかじめ上腕に貼りつけたセンサーに読み取り機器をかざすだけで，皮下のグルコース濃度を表示してくれる．特に 1 型糖尿病患者が COVID-19 肺炎に罹患した場合など，詳細な血糖の情報を得たい場合には，有効な手段と考えられる．

4 COVID-19 肺炎に罹患する前の糖尿病治療

1 COVID-19 肺炎は糖尿病のある人において重症化しやすい

COVID-19 肺炎罹患前に糖尿病を有していることが，COVID-19 肺炎の重症化と関連するかについて，いくつかのメタアナリシスが存在する．糖尿病とCOVID-19 肺炎重症化とは関連しないというメタアナリシスもあるが，ほとんどのメタアナリシスで，重症化と関連すると報告がなされている[15-17]．COVID-19 肺炎死亡率に関しても，糖尿病患者では上昇すると多数の報告を認める[18, 19]．また，血糖コントロールと COVID-19 肺炎死亡との関連を示した論文では，HbA1c 7.5%以上の 2 型糖尿病患者において，有意に COVID-19 肺炎による死亡率が上昇していたと報告がある[20]．そのため，万が一 COVID-19 肺炎に罹患した場合にも重症化させないために，糖尿病患者の血糖は良好に維持しておいたほうがよいと考えられる．また同論文で報告されているが，肥満や脳卒中および心不全の既往があると，COVID-19 肺炎に罹患した場合，死亡に至る可能性が高くなると報告もされている．

2 COVID-19 パンデミック下での糖尿病治療

COVID-19 が全世界でパンデミックを引き起こすようになり，一部の糖尿病患者が，ストレスによる過食や，運動不足から血糖を悪化させている[21]．しかし，血糖不良の糖尿病患者においては，万が一 COVID-19 肺炎に罹患した場合に死亡に至る可能性が高くなる．そのため，糖尿病医として，糖尿病患者の血糖を常に良好に保つように，COVID-19 パンデミック以前より注意をしていくことが必要となる．

糖尿病患者はさまざまな併存症を有することが多い．糖尿病専門の立場からだけでなく一般内科医師として，糖尿病患者の併存症発見に努めるべきと考える．万が一自分の担当する糖尿病患者が COVID-19 肺炎に罹患した場合，未精査の心不全などが存在すると COVID-19 肺炎の死亡リスクは上昇する．COVID-19 肺炎罹患時には，入院の状況によっては診察や検査が遅れ，心不全の発見および治療が遅れる可能性もある．COVID-19 パンデミック下であるからこそ，糖尿病併存症についても注意深く発見しておく必要があると考える．COVID-19 肺炎患者を担当することになったら，入院中は強化インスリン療法を施行し，血糖値が常に 180 mg/dL 以下になるように，各食前に簡易血糖自己測定を指示するならば，その値を 130 mg/dL 以下になるようにインスリン量を調整すべきである．

5 糖尿病だったから COVID-19 が重症化したのだろうか

糖尿病は COVID-19 感染重症化のリスク因子の一つとして，複数のメタアナリシスで報告されている[22, 23]．そのため，筆者が糖尿病病棟で COVID-19 クラスター感染を経験したときも，担当患者が重症化することを覚悟した．2021 年 12 月は転院搬送も困難なほど，COVID-19 感染入院患者が多かった時期であったため，筆者が自身で挿管，人工呼吸器管理を行うことを覚悟した．しかし，血糖不良で入院している糖尿病患者は，幸いなことに誰一人重症化することはなかった．他の病棟まで感染拡大し，COVID-19 による死亡者が多かったのは，慢性腎不全を有する患者であった．先述したメタアナリシスにおいても，慢性腎不全は糖尿病以上の COVID-19 による死亡の危険因子であることが報告されている[23]．また，COVID-19 発生届を解析した厚生労働省の発表でも，同様に慢性腎不全は，糖尿

JCOPY 498-22306

病以上の重症化リスク因子として報告されている[24]．

糖尿病を有していたとしても，良好な血糖を持続し，糖尿病合併症，特に腎機能低下をきたさないようにしておくことは，非常に大切である．それは，COVID-19感染重症化の側面からも肝要であると考えられる．

◆ 文献

1) Banerjee M, et al. Diabetes self-management amid COVID-19 pandemic. Diabetes Metab Syndr. 2020; 14: 351-4.
2) Kondo T, et al. Impacts of the 2016 Kumamoto Earthquake on glycemic control in patients with diabetes. J Diabetes Investig. 2019; 10: 521-30.
3) Li J, et al. COVID-19 infection may cause ketosis and ketoacidosis. Diabetes Obes Metab. 2020; 22: 1935-41.
4) Palermo NE, et al. Diabetic ketoacidosis in COVID-19: unique concerns and considerations. J Clin Endocrinol Metab. 2020; 105: dgaa360.
5) Group RC, et al. Dexamethasone in hospitalized patients with COVID-19. N Engl J Med. 2021; 384: 693-704.
6) Zhu L, et al. Association of blood glucose control and outcomes in patients with COVID-19 and pre-existing type 2 diabetes. Cell Metab. 2020; 31: 1068-77 e3.
7) NICE-SUGAR Study Investigators; Finfer S, et al. Intensive versus conventional glucose control in critically ill patients. N Engl J Med. 2009; 360: 1283-97.
8) Singh AK, et al. Assessment of risk, severity, mortality, glycemic control and antidiabetic agents in patients with diabetes and COVID-19: a narrative review. Diabetes Res Clin Pract. 2020; 165: 108266.
9) Nathan DM, et al. Medical management of hyperglycemia in type 2 diabetes: a consensus algorithm for the initiation and adjustment of therapy: a consensus statement of the American Diabetes Association and the European Association for the Study of Diabetes. Diabetes Care. 2009; 32: 193-203.
10) Billings LK, et al. Efficacy and safety of IDegLira versus basal-bolus insulin therapy in patients with type 2 diabetes uncontrolled on metformin and basal insulin: the DUAL VII randomized clinical trial. Diabetes Care. 2018; 41: 1009-16.
11) Yamamoto S, et al. Comparison of liraglutide plus basal insulin and basal-bolus insulin therapy (BBIT) for glycemic control, body weight stability, and treatment satisfaction in patients treated using BBIT for type 2 diabetes without severe insulin deficiency: a randomized prospective pilot study. Diabetes Res Clin Pract. 2018; 140: 339-46.
12) Early worsening of diabetic retinopathy in the Diabetes Control and Complications Trial. Arch Ophthalmol. 1998; 116: 874-86.
13) Kitabchi AE, et al. Management of hyperglycemic crises in patients with diabetes. Diabetes Care. 2001; 24: 131-53.
14) Minami T, et al. A case of an elderly patient with insulin-dependent diabetes and dementia receiving one basal insulin plus one bolus insulin injections a day for 6 months. Diabetol Int.

2021; 12: 135-9.
15) Huang I, et al. Diabetes mellitus is associated with increased mortality and severity of disease in COVID-19 pneumonia - a systematic review, meta-analysis, and meta-regression. Diabetes Metab Syndr. 2020; 14: 395-403.
16) Roncon L, et al. Diabetic patients with COVID-19 infection are at higher risk of ICU admission and poor short-term outcome. J Clin Virol. 2020; 127: 104354.
17) Wang B, et al. Does comorbidity increase the risk of patients with COVID-19: evidence from meta-analysis. Aging (Albany NY). 2020; 12: 6049-57.
18) Wu Z, et al. Characteristics of and important lessons from the Coronavirus disease 2019 (COVID-19) outbreak in China: summary of a report of 72314 cases from the Chinese center for disease control and prevention. JAMA. 2020; 323: 1239-42.
19) Zhou F, et al. Clinical course and risk factors for mortality of adult inpatients with COVID-19 in Wuhan, China: a retrospective cohort study. Lancet. 2020; 395: 1054-62.
20) Holman N, et al. Risk factors for COVID-19-related mortality in people with type 1 and type 2 diabetes in England: a population-based cohort study. Lancet Diabetes Endocrinol. 2020; 8: 823-33.
21) Munekawa C, et al. Effect of Coronavirus disease 2019 pandemic on the lifestyle and glycemic control in patients with type 2 diabetes: a cross-section and retrospective cohort study. Endocr J. 2021; 68: 201-10.
22) Hu J, et al. The clinical characteristics and risk factors of severe COVID-19. Gerontology. 2021; 67: 255-66.
23) Li J, et al. Epidemiology of COVID-19: a systematic review and meta-analysis of clinical characteristics, risk factors, and outcomes. J Med Virol. 2021; 93: 1449-58.
24) https://www.mhlw.go.jp/content/10900000/000823697.pdf (Accessed on 23th December 2022)

〈南　太一〉

section 3

各論 悪性腫瘍ターミナル期の糖尿病をもつ人

● 緒言

日本全体が長寿化社会に進んでいく中，日本人の2人に1人が悪性腫瘍に罹患し，3人に1人が悪性腫瘍で命を落とす時代である．悪性腫瘍をもつ人が憐れまれたり同情されたりする時代ではない．糖尿病をもつ人にとっても例外ではなく，全体的な血糖マネジメントがよくなり，合併症発症・進行予防ができる糖尿病治療薬に限らない治療の進歩と共に，糖尿病をもたない人と変わらない平均寿命を望めるようになってきている．その中で，糖尿病と共に悪性腫瘍をもつ人は増え，糖尿病をもちながら悪性腫瘍で亡くなる人も増えてきている．そのため，我々糖尿病をもつ人をみる医療者も，糖尿病をもつ人に併存する悪性腫瘍と向き合うことから逃げることはできなくなってきている．なぜなら悪性腫瘍も我々が診てきた糖尿病をもつその人の一部であり，その人の人生を形成しているからである．

1 病をもつ人への医療者の態度

まず，悪性腫瘍ターミナル期の糖尿病をもつ人への対応を考える前に，医療者として医療を受ける人に対する態度について考えてみたい．

糖尿病をもつ人は糖尿病しかもっていないのか？ 悪性腫瘍をもつ人は悪性腫瘍しかもっていないのか？ もしくは糖尿病と悪性腫瘍をもつ人は他に何をもっているか？ それまで生きてきた人生でのあり方，なしてきたこと，経験してその人をつくっているたくさんのものを見ること，知ることで相手の多様性を受け入れ，同じように価値のある人として理解できる．

それでは糖尿病をもつあなたは他に何をもっているか？ 悪性腫瘍をもつあなたはどうか？ 糖尿病も悪性腫瘍ももたないあなたは何ももっていないのか？ 同じように個々の人生を一所懸命に生きてきたはずであり，苦しい経験やよい経験もあり，なしてきたことや自分をつくっているたくさんの経験があるはずである．糖尿病をもつ，もたないにかかわらず，それぞれ人としての尊厳があり，尊敬されるべきであろう．

人はないものを見て，実はもっているものに気づかず，一つの特徴があれば単純にラベリング，グルーピングにより容易に理解したと思いがちである．それぞれの人生を一所懸命生きているそれぞれの人全体を見ずに比較したり判断したりすることの無意味さに気づくことが大事である．それが自らのスティグマ的な視点から逃れる方法であり個人個人のアドボカシー活動になる．

2 悪性腫瘍と糖尿病をもつこと

悪性疾患と糖尿病をもつ人になる過程には2つのパターンが考えられる．糖尿病をもつ人として治療されている経過の中で悪性疾患を併存する場合と，悪性疾患をもつ人になった後に悪性疾患そのものの影響や手術療法（膵全摘など），化学療法（ステロイドの使用や免疫チェックポイント阻害薬関連など）など治療の影響により糖尿病が併存する場合である．

それまで合併症発症・進行予防のため HbA1c 7.0%未満を目指して治療をされていた糖尿病をもつ人に悪性疾患が併存する場合と，それまで糖尿病の治療を考えたことのない人が悪性疾患をもち治療経過中に糖尿病を併存するようになった場合では，悪性疾患，糖尿病それぞれへの向き合い方は大きく違ってくるであろう．それだけではなく，人それぞれの価値観の違いから悪性疾患と糖尿病を両方もっているが，悪性疾患の治療でいっぱいいっぱいで糖尿病の治療なんてと思う人もいれば，両方の治療をしっかりとしたいと思う人もいるかもしれない．医療者は悪性腫瘍をもつ糖尿病患者を診るときに，病気そのもののイメージから「患者は悪性腫瘍の治療やコントロールに重きを置き，血糖コントロールはほどほどでよいと思っている」と考える傾向にある．しかし，がんをもつ2型糖尿病患者はがんをもたない2型糖尿病患者と比較して同程度の，決して低くない糖尿病の食事自己管理に対する自己効力感とコントロール所在（行動や評価の原因を自己や他人のどこに求めるかという概念）をもち，がんと糖尿病両方の治療に意欲をもつことを，我々は報告している[1)]

3 悪性腫瘍と血糖マネジメント

悪性疾患の治療がまだ続いている間は，外科的治療や化学療法を必要十分に受けられる体力を維持するため，外科的治療の合併症の可能性を低くするため，化学療法の効果を期待通りに発揮させるために，血糖マネジメントをする医学的目的・意味は見つけやすく，支援する医療者も目的を明確に伝えやすい．もちろん悪性疾患と糖尿病を両方もつ人それぞれの考えや価値観，人生観に沿った支援が重要である

 JCOPY 498-22306

ことに変わりはない.

しかし，一旦ターミナル期になると血糖マネジメントの意味はどうなるであろうか．確実に死に向かう病をもつ限られた時間の中で，どのように目的・意味を見つけていけばよいのか，糖尿病医療者としてどう支援していけばよいのか悩む時期でもある.

医学的には血糖マネジメントは合併症発症・進行予防のためのものではなくなり，高浸透圧性高血糖状態（hyperosmolar hyperglycemic syndrome：HHS）などの急性合併症の予防，免疫力の低下による感染症予防と悪性疾患の進行抑制，悪液質進行抑制，また低血糖からの全身倦怠感を起こさないことが目的となる．そして高血糖は頻尿をきたし，脱水，睡眠不足からの全身倦怠感を軽減するためでもある．HbA1c 7.0%未満という数値目標から低血糖を起こさず随時血糖値 200 mg/dL 程度へと変化する.

4 悪性腫瘍ターミナル期のスピリチュアル・ケアとしての血糖マネジメント

その医学的意味だけで，身体的，社会的，精神的に加えてスピリチュアルな苦悩をもつ人に血糖値マネジメントを躊躇なく指示できる医療者はどれだけいるだろうか.

この時期の血糖マネジメントにおける医学的だけではない意味を考えてみたい.

悪性腫瘍ターミナル期の糖尿病をもつ人の苦しみは，身体的な痛みだけではなく「存在と生きる意味の消滅する苦しみ（スピリチュアル・ペイン）」が含まれる[2]．どれほど医学が発達しても，このスピリチュアル・ペインを和らげることは困難である．村田久行はその構造を時間性，関係性，自律性の喪失（スピリチュアル・ペインの三次元構造論）と解明し，それを回復させ，支えに気づくとき穏やかさを取り戻す可能性を示した[3]．スピリチュアル・ケアである．それは，①将来の夢（生きている間にやるべき役割，目標，死後の世界感など），②支えとなる関係（家族，友人などとの人間関係，ペットとの関係など），③選ぶことのできる自由（治療を選ぶ，役に立つ，ゆだねるなどを含む考え）と言い換えることができる[4].

また「スピリチュアル・ケアは，スピリチュアル・ペインを取り除くケアではなく，ペインに直面“している”患者自身が，そのペインを受け止め，悩み苦しみ，乗り越えたり，受け入れたり，拒否したりするプロセスを支えるケアである」[5] と言われている．悪性腫瘍をもつ患者の心理の中でしばしば挙げられることに「不確実性」がある.「不確実性」はスピリチュアル・ペインを強める一因子である. 血糖値, 血糖マネジメントは, 不確実な世界に投げ込まれた患者に残された唯一とも言える確実な世界であるのかもしれない. その「不確実性」と死への直面化への拒否のこころの一部に位置する「自分の身体のために血糖マネジメントできることの喜び」と「生きたい」を支える意味を考えると, 悪性腫瘍ターミナル期の患者が糖尿病をもっていることは「病気が重なることで身体的に大変な状態になっている」と考えるだけではなく,「がんという不確実な世界に糖尿病という確実な世界があることが心理的に救いになる可能性もある」と考えられる. 喪失体験の続く患者に「まだ自分の身体のためにやることがある」という自律性の維持,「医療者が自分の身体のためにかかわってくれている」という関係性の維持,「最期のときまでやりつづけることができる」という時間性の維持という観点から, 我々糖尿病医療者が悪性腫瘍ターミナル期の患者にかかわり続けることの役割, 意味を見出すことができ, それがスピリチュアル・ケアになる可能性を秘めていることがわかる.

糖尿病治療において将来の合併症発症・進展予防のために血糖コントロールをすること(「医学的な血糖コントロールをする意味」)は, 療養行動(食事療法, 運動療法, 薬物療法)をするモチベーションとはなりにくく, そして療養行動や制限などによる理想と現実のギャップが患者にとって「こころのもがき」となる. ターミナル期という極限の状態ではあるが, 患者自身が「生きる中での血糖コントロールをする意味」を考えること, そして医療者がそれを手助けすることは,「こころのもがき」をもち血糖コントロールのうまくいっていないたくさんの患者へのかかわりのヒント——ただ血糖値をよくすることを目的とした療養行動を強制するのではなく, 患者自らが生きる意味を探し出し, そのために患者自らが今の血糖コントロール目標を考え, その目標を達成するために患者自らが療養行動を決めていく手助けをする(エンパワーメント)——になり, 我々糖尿病医療者にとっても支援の原点に帰ることのできるチャンスではないだろうか.

血糖値に対しての緩和ケアは, 高血糖による脱水や電解質異常, 免疫能低下からの感染症による身体的苦痛を予防する目的だけでなく, 血糖コントロールという手段を使って, 患者が, 家族, 医療者との関係性を強めること, 終末期に増加してくる将来への不確かさの中で血糖値という確かさがあること, 悪性腫瘍に対しての治療法はないが, 血糖コントロールを患者自身が考え, 治療法を選択し, 実行するという自律性を回復することが, スピリチャル・ケアとなる可能性があることを我々は症例を通して報告している[6]. 医療者はターミナル期の血糖測定, インスリン注

JCOPY 498-22306

射が痛みを与えるものとして極力減らしたいと考える．それは医療者の優しさと捉えられることが多いが本当にそうであろうか．測定した血糖値は患者のものであるはずなのに医療者間だけで共有し治療法を決めてしまうことは患者にとっては痛みの押しつけでしかなくなる．測定した血糖値を患者と共有し，自らコントロールできると理解しインスリンを自分の身体を維持するために打つことを自ら決めることで，血糖測定やインスリン注射の痛みは意味をもつ．そして，最期まで時間性，関係性，自律性を維持することがスピリチュアル・ケアになり，血糖測定，自己注射の痛みという身体的な痛みも苦痛ではなくなる．

5 糖尿病だったから悪性腫瘍が治らずターミナル期となったのだろうか？

糖尿病があることが悪性腫瘍の罹患率を上げるという報告[7)]や血糖値が高いことが抗がん剤などの治療の効果を減弱するという報告[8)]もあり，薬剤量の減量や治療の中止につながることもあるため，無関係とは言えないこともある．患者自身から，糖尿病をもっていたこと，マネジメントがうまくできていなかったこと，医療者の言うとおりできてなかったことについて反省が述べられる．しかしそれだけではなく，悪性腫瘍ターミナル期の患者は，喫煙やアルコール摂取，仕事の忙しさや不眠，ストレスなどのいわゆる生活習慣と言われるもの，これまでの人間関係でうまくやれなかったことや人に対してかけた反省すべき言葉，さらにはすでに亡くなっているかもしれない父・母を含めた先祖たちへの本人が思う不義理，宗教的なことまで，周りから見れば関係のないことまでも悪性腫瘍に罹患し，治らなかった原因と関連づけたり，意味づけをしたりすることも多い．しかし悪性腫瘍ターミナル期において，これらの苦悩はスピリチュアル・ペインと捉え，安易に無関係であると否定することはスピリチュアル・ケアとはならない．本人が感じて言葉にしていることを受け取り，感情を理解しているという共感者としての態度が，本人の受容のプロセスを支えるケアとなるはずである．

6 ターミナル期を診る糖尿病医療者の存在意味

死を目前にしたターミナル期の糖尿病をもつ人に対して，糖尿病医療者は無力である．その医療者は死をもたらす病を治してくれる人ではない．身体的痛みや苦痛をとってくれることもない．悪性腫瘍ターミナル期の糖尿病をもつ人の，そのある意味あきらめは，糖尿病医療者から医療者であることを奪い，人として対峙させる．Doingを仕事としてきた医療者からbeingを求められる人となるのである．答えることのできない苦しみがあることを知り，自分が無力であることを知りながら，血糖マネジメントのためだけにかかわりをもつこと，ただそばにいることを許された一人の人としてやれることがあることに気づいたとき，我々の役割，存在意味が立ち上がる．血糖値を通して悪性腫瘍ターミナル期の糖尿病をもつ人を支えるケアができると信じている．

◆ 文献

1) 肥後直子，他．がん治療中・後の2型糖尿病患者の血糖コントロールすることに対する考え方．糖尿病．2015；58：183-91．
2) MacRury, SM, et al. Changes in phagocytic function with glycaemic control in diabetic patients. J Clin Pathol. 1989; 42: 1143-7.
3) 村田久行．終末期がん患者のスピリチュアル・ペインとそのケア．日本ペインクリニック学会誌．2011；1：1-8．
4) 小澤竹俊．小澤竹俊の緩和ケア読本―苦しむ人と向き合うすべての人へ．日本医事新報社；2012．p.43-72．
5) 伊藤高章．チーム医療におけるスピリチュアルケア．In：窪寺俊之，平林孝裕，編著．続・スピリチュアルケアを語る―医療・看護・介護・福祉への新しい視点．関西学院大学出版会；2009．p.45-75．
6) 山﨑真裕，他．糖尿病をもつ終末期癌患者さんの血糖コントロールの意味を考えさせられた1例．糖尿病医療学．2018；1：35-40．
7) Renehan A, et al. Linking diabetes and cancer: a consensus on complexity. Lancet. 2010; 375: 2201-2.
8) Biernacka KM, et al. Hyperglycaemia-indused chemoresistance of prostate cancer cells due to IGFBP2. Endocr Rekate Cancer. 2013; 20: 741-51.

〈山﨑真裕〉

section 4

各論 認知障害が進行した糖尿病のある人

● 緒言

1年に一つ年齢を重ねることはすべての人に平等に起こることであり，このことを止めることはできない．そして加齢に伴って高次脳機能が低下することや筋力・身体機能が低下することは不老長寿の薬がない以上，不可避なことである．もちろん後期高齢者の中には，元気で健康感の高い方も存在している．その一方で，身体機能，認知機能が低下している高齢者も一定数存在している．高齢化社会を迎えてわが国では認知機能が低下している高齢者の数も増える傾向にあり，この傾向は今後も続くことが予測されている[1)]．本稿では認知機能障害が進行した糖尿病のある人（PwD）へどのようにかかわることが望ましいのか，関連する諸ガイドラインの記述内容などを参考に考察を述べることとする．

1 認知症とは

認知症疾患診療ガイドライン2017によると，認知症診断基準には，世界保健機関（WHO）による国際疾病分類第10版（ICD-10）[2)]や米国国立老化研究所/Alzheimer病協会ワークグループ（National Institute on Aging-Alzheimer's Association workgroup: NIA-AA）基準[3)]，米国精神医学会による精神疾患の診断・統計マニュアル第5版（DSM-5-TR）[4)]などがある．ICD-10では「通常，慢性あるいは進行性の脳疾患によって生じ，記憶，思考，見当識，理解，計算，学習，言語，判断など多数の高次脳機能障害からなる症候群」とされている．DSM-5-TRでは，一つ以上の認知領域において以前の行為水準から有意な認知の低下があり，日常生活において認知欠損が自立を阻害した状態であり，せん妄や他の精神疾患が除外された状態を認知症とし，認知症をmajor neurocognitive disorderと記載し，軽度認知障害（mild neurocognitive disorder）と区別している．

認知機能の障害をきたす疾患として，Alzheimer病，前頭側頭葉変性症，Lewy小体病，血管性疾患，外傷性脳損傷，物質・医薬品の使用，HIV感染，プリオン病，Parkinson病，Huntington病，他の医学疾患，複数の病因，特定不能などが挙げられている［表1］[5)]．この中で正常圧水頭症や慢性硬膜下血腫などの脳外科疾

［表 1］ 認知症や認知症様症状をきたす主な疾患・病態

1. **中枢神経変性疾患**
   Alzheimer 型認知症
   前頭側頭型認知症
   Lewy 小体型認知症/Parkinson 病
   進行性核上性麻痺
   大脳皮質基底核変性症
   Huntington 病
   嗜銀顆粒性認知症
   神経原線維変化型老年期認知症
   その他
2. **血管性認知症（VaD）**
   多発梗塞性認知症
   戦略的な部位の単一病変による VaD
   小血管病変性認知症
   低灌流性 VaD
   脳出血性 VaD
   慢性硬膜下血腫
   その他
3. **脳腫瘍**
   原発性脳腫瘍
   転移性脳腫瘍
   癌性髄膜症
4. **正常圧水頭症**
5. **頭部外傷**
6. **無酸素性あるいは低酸素性脳症**
7. **神経感染症**
   急性ウイルス性脳炎(単純ヘルペス脳炎.日本脳炎など)
   HIV 感染症（AIDS）
   Creutzfeldt-Jakob 病
   亜急性硬化性全脳炎・亜急性風疹全脳炎
   進行麻痺（神経梅毒）
   急性化膿性髄膜炎
   亜急性・慢性髄膜炎（結核，真菌性）
   脳腫瘍
   脳寄生虫
   その他
8. **臓器不全および関連疾患**
   腎不全，透析脳症
   肝不全，門脈肝静脈シャント
   慢性心不全
   慢性呼吸不全
   その他
9. **内分泌機能異常症および関連疾患**
   甲状腺機能低下症
   下垂体機能低下症
   副腎皮質機能低下症
   副甲状腺機能亢進または低下症
   Cushing 症候群
   反復性低血糖
   その他
10. **欠乏性疾患，中毒性疾患，代謝性疾患**
   アルコール依存症
   Marchiafava-Bignami 病
   一酸化炭素中毒
   ビタミン B_1 欠乏症（Wernicke-Korsakoff 症候群）
   ビタミン B_{12} 欠乏症，ビタミン D 欠乏症，葉酸欠乏症
   ナイアシン欠乏症（ペラグラ）
   薬物中毒
     A）抗癌薬(5-FU，メトトレキサート，シタラビンなど)
     B）向精神薬（ベンゾジアゼピン系抗うつ薬，抗精神病薬など）
     C）抗菌薬
     D）抗痙攣薬
   金属中毒（水銀，マンガン，鉛など）
   Wilson 病
   遅発性尿素サイクル酵素欠損症
   その他
11. **脱髄疾患などの自己免疫性疾患**
   多発性硬化症
   急性散在性脳脊髄炎
   Behçet 病
   Sjögren 症候群
   その他
12. **蓄積病**
   遅発性スフィンゴリピド症
   副腎白質ジストロフィー
   脳腱黄色腫症
   神経細胞内セロイドリポフスチン[沈着]症
   糖尿病
   その他
13. **その他**
   ミトコンドリア脳筋症
   進行性筋ジストロフィー
   Fahr 病
   その他

（日本神経学会，監修.「認知症疾患診療ガイドライン」作成委員会，編. 認知症疾患診療ガイドライン 2017. 医学書院；2017[5]. p.7 より）

JCOPY 498-22306

患，甲状腺機能低下症やビタミン B_{12} 欠乏症などの一部の内科疾患は治療によって回復可能な認知機能障害とされており，早期の診断と適切な治療が求められている．

多くの場合，認知機能の障害は進行性であるが，早期に診断することで進行を遅らせることが可能となっている[6)]．このため，認知機能の適切なタイミングでの評価は非常に重要と言える．

2 進行した認知症の問題点

認知機能が低下するとまず，手段的日常生活動作（instrumental activities of daily living：IADL）の質が低下すると言われている[7)]．IADL とは公共交通機関を利用する，献立など目的をもって買い物をする，自宅の清掃をして環境を維持するなど，人間としての文化的な生活の質を維持する能力・手段を指す．糖尿病治療においては IADL の低下によってインスリン自己注射手技能力，血糖自己測定手技能力の低下，喪失が起こりうる．これらの手技の獲得にはある程度のトレーニングが必要なことが多く，場合によってはこの目的のために入院を要することもしばしば臨床の現場で遭遇する．IADL の低下によって，今まで自分で打てていたインスリンの注射がいつの間にかできなくなってしまい，高血糖になってしまうといった事例は，高齢者糖尿病診療において重要な課題となっている[8)]．

認知機能がさらに低下し，いわゆる認知症のレベルになると日常生活動作（activities of daily living：ADL）の多くに不具合が発生する．日常生活全般に第三者のサポートが必要となることが多くなり，この段階になると自らによる食事療法の実施が困難となり，食事の管理をする家族がいない場合，栄養の管理が困難となる．また内服薬の管理も難しくなり，怠薬や薬の重複なども発生しやすくなる．日本糖尿病学会・日本老年医学会合同委員会では「高齢者糖尿病の血糖コントロール目標(HbA1c)」を提示しており［図 1］[9)]，この中では認知機能と ADL で高齢者を 3 つのカテゴリーに分類している．カテゴリー I は認知機能，ADL とも自立している状態であり，カテゴリーIIIはほぼ完全に介助を必要とする状態，カテゴリーIIはその中間で IADL に低下が見られる状態の人がほぼ該当する．この 3 つのカテゴリーでそれぞれ目標とする HbA1c を設定しており，カテゴリーが上がると目標とする HbA1c 値が高くなる．このため高齢者糖尿病診療においては，個別に治療目標値を設定し，治療方針を検討する必要がある[10)]．

患者の特徴・健康状態[注1)		カテゴリーⅠ ①認知機能正常 かつ ②ADL 自立		カテゴリーⅡ ①軽度認知障害～軽度認知症 または ②手段的 ADL 低下，基本的 ADL 自立	カテゴリーⅢ ①中等度以上の認知症 または ②基本的 ADL 低下 または ③多くの併存疾患や機能障害
重症低血糖が危惧される薬剤（インスリン製剤，SU 薬，グリニド薬など）の使用	なし 注2)	7.0% 未満		7.0% 未満	8.0% 未満
	あり 注3)	65 歳以上 75 歳未満 7.5% 未満 （下限 6.5%）	75 歳以上 8.0% 未満 （下限 7.0%）	8.0% 未満 （下限 7.0%）	8.5% 未満 （下限 7.5%）

治療目標は，年齢，罹病期間，低血糖の危険性，サポート体制などに加え，高齢者では認知機能や基本的 ADL，手段的 ADL，併存疾患なども考慮して個別に設定する．ただし，加齢に伴って重症低血糖の危険性が高くなることに十分注意する．

注 1: 認知機能や基本的 ADL（着衣，移動，入浴，トイレの使用など），手段的 ADL（IADL: 買い物，食事の準備，服薬管理，金銭管理など）の評価に関しては，日本老年医学会のホームページ（www.jpn-geriat-soc.or.jp/）を参照する．エンドオブライフの状態では，著しい高血糖を防止し，それに伴う脱水や急性合併症を予防する治療を優先する．

注 2: 高齢者糖尿病においても，合併症予防のための目標は 7.0%未満である．ただし，適切な食事療法や運動療法だけで達成可能な場合，または薬物療法の副作用なく達成可能な場合の目標を 6.0%未満，治療の強化が難しい場合の目標を 8.0%未満とする．下限を設けない．カテゴリーⅢに該当する状態で，多剤併用による有害作用が懸念される場合や，重篤な併存疾患を有し，社会的サポートが乏しい場合などには，8.5%未満を目標とすることも許容される．

注 3: 糖尿病罹病期間も考慮し，合併症発症・進展阻止が優先される場合には，重症低血糖を予防する対策を講じつつ，個々の高齢者ごとに個別の目標や下限を設定してもよい．65 歳未満からこれらの薬剤を用いて治療中であり，かつ血糖コントロール状態が図の目標や下限を下回る場合には，基本的に現状を維持するが，重症低血糖に十分注意する．グリニド薬は，種類・使用量・血糖値等を勘案し，重症低血糖が危惧されない薬剤に分類される場合もある．

【重要な注意事項】糖尿病治療薬の使用にあたっては，日本老年医学会 編「高齢者の安全な薬物療法ガイドライン」を参照すること．薬剤使用時には多剤併用を避け，副作用の出現に十分に注意する．

［図 1］ 高齢者糖尿病の血糖コントロール目標（HbA1c）

（日本老年医学会，日本糖尿病学会，編・著．高齢者糖尿病診療ガイドライン 2017．南江堂；2017[9]．p.46 より許諾を得て転載）

3 糖尿病と認知機能障害

糖尿病がある人（PwD）と糖尿病がない人を集団で比較すると，PwD では Alzheimer 病，脳血管性認知症共に多くなるといった報告がある[11]．糖尿病の合併

JCOPY 498-22306

症に動脈硬化性疾患があることからわかるように，脳血管障害を合併する頻度は，PwD は非 PwD よりも多くなっている．日本糖尿病学会が提唱している糖尿病治療の目標値には，血糖値，HbA1c の他に適正体重，血圧，血清脂質値なども定められている．現行のガイドラインに従ってこれらの目標値を達成できると，合併症の頻度が減ることがわかっているが，植木らによって報告された JDOIT-3 の結果では，HbA1c，血圧，LDL コレステロール値をさらに低下させ，なおかつ低血糖を増やさないことにより，脳血管イベント（脳卒中・脳血管血行再建術）を 58% 低下させることが示されている[12]．

糖尿病があるとなぜ Alzheimer 病が多くなるのか，この病態はまだ十分には解明されていない．Alzheimer 病の脳で観察される老人斑はアミロイド β が蓄積したものであり，これが Alzheimer 病発症に関与すると考えられている．PwD でもアミロイド β の蓄積は増加していることが知られており，Alzheimer 病との関連が指摘されている．アミロイド β の分解にはインスリン分解酵素が関与していると考えられており，高血糖やインスリン抵抗性などがインスリン分解酵素の作用に影響し，アミロイド β の蓄積増加に関与していると推測されている[13]．

一方，糖尿病治療によって低血糖をきたす頻度が多くなると，認知機能に悪影響があることも示されている[14, 15]．このため，［図 1］では，高齢者の糖尿病診療において，低血糖をきたすリスクの高い薬剤〔インスリン製剤，SU（スルホニル尿素）薬，グリニド薬〕を使用する場合には，HbA1c の下限値を設定している[16, 17]．高齢者の低血糖は，自律神経症状である発汗，動悸，ふるえが起こりにくくなり，めまいや倦怠感などの非特異的な症状が多く，重症低血糖を起こしやすいといった特徴が挙げられている．重症低血糖は認知症，転倒，骨折，うつ病，フレイルなどの危険因子となることが示されており[18]，高齢者においては重症低血糖と認知症が双方向で影響し合い，悪循環を形成しやすいことが示されている．

4 認知機能が低下した高齢者の治療目標

日本糖尿病学会が提唱している糖尿病治療の目標は，「糖尿病のない人と変わらない寿命と QOL」となっている[10]．2019 年の日本人の平均寿命は男性 81.41 歳，女性 87.45 歳となっており，健康寿命は男性で 9 年，女性で 12 年短いと言われている．糖尿病があったとしても，健康感を損なわずに同年齢近くまで生きることが糖尿病の治療目標と言うことができるが，糖尿病治療ガイド 2024 の中ではこの目標達成のために，血糖値，HbA1c，体重，血圧，血清脂質値などの適切なコントロールと禁煙を推奨している[10]．そしてこれらを達成するためには，日々の生活の中での適切な食事と運動が必要となる．元来生活習慣病と称される，多くの代謝性疾患は食事（栄養）の影響を受けやすく，日頃の食生活そのものが治療の一部をなしている．健康的でその人に適した食生活が健康上望ましいのは糖尿病に限った話ではないが，認知機能に低下があると，つい好きなものを食べがちな，偏った食生活になってしまい，目標とする血糖値，HbA1c の達成が難しくなる．

一方で罹病期間の短い高齢者 PwD の場合，インスリン分泌能が十分保たれており，合併症の進行もほとんど認められない場合がある．この場合，推測される余命の間に合併症が進行する危険性はかなり低く，HbA1c を厳格に管理できなくても合併症の進行が軽度にとどまる場合がある．このため，［図 1］では，認知機能の低下が見られる場合にはカテゴリーⅡないしⅢに分類して目標 HbA1c を少し高く設定している．経験的な話になるが，HbA1c が 8%以上の状態が持続していても，定期通院を続けている PwD の場合，10 年以上経過しても合併症が生じない事例を経験することがある．このため，標準化されたガイドラインの存在は重要であるが，必ずしも遵守できていなくてもあまり困ったことになっていない事例も存在する．高齢者糖尿病診療で個別化が強調されているのは，こういった事例を許容できるといった面もあると思われる．

認知機能が低下した高齢者糖尿病診療において何を治療の目標とするのかは，個別に設定が必要になる．例えば独居なのか，同居家族がいるのか，同居家族がいても日中は独りになってしまうのか，だけでも PwD が置かれている状況は大きく変わってくる．独居で高齢の認知機能が低下した人では，診察室で話したアドバイスが反映される可能性は低く，診療の形態として往診や訪問看護など，住環境を確認できる診療形態が望ましい．同居家族がいるが，日中独りとなる場合には，その間に間食を摂り過ぎないような工夫を家族に協力してもらったり，デイサービスの利用などが有用と考える．同居家族が日中も居る場合には，食事や服薬のサポートが期待できるが，認知機能の程度によっては自分で買い物に出て，食べたいもの，飲みたいものを買ってしまい，家族もサポートしきれないといったことも起こりうる．したがって，サポートの中心となる人物と医療者との間で具体的に実行可能な目標の設定が必要になる．

5 認知機能障害が進行した糖尿病のある人へのかかわりと支援

糖尿病を発症しても，進行した合併症がなければ大抵の人は無症状である．無症状である人が治療を開始しないのは，40 歳代で糖尿病の指摘を受けている人の受診率が低いことからも想像に難くない[19]．自覚症状がなく，認知機能が低下した高齢の PwD に，糖尿病を治療する意義を理解してもらうことはかなり難しいと思われる．同居する家族や，独居であればケアマネージャーなど，サポートの中心となる人物を交えて，現在の病状，合併症・併存症の状態，治療内容などを共有し，治療目標を設定する必要がある．その目標は達成が望めるものでなければならず，理想よりも現実が優先される．軽度認知機能低下であれば，毎日の体重・血圧測定や散歩の実施など，本人が実行可能な目標を設定し，それを日記のように記録に残してもらうことで，毎日の生活の状況を垣間見ることができるかもしれない．

一方，進行してしまった認知症が存在する場合，糖尿病の治療以前に安定した日常生活を送ることがサポートの目標になると考えられる．認知症を伴っている独居者の中には，賞味期限が切れている食品や腐敗した食品を冷蔵庫に保存している事例や，いわゆるゴミ屋敷になってしまっている事例を多く経験する．こういった事例は安定した生活が成り立っているとは言い難く，第三者のサポートを必要とする状態と言える．本人が自立した生活が成り立っていると感じている場合，介入が難しい場合もあるが，血縁者がいれば血縁者にもサポートチームに入ってもらい，介護保険の申請，ケアマネージャーの決定などを進めて，介護を入れていくことが望ましい．もし住居を移すことに同意を得られれば，サービスつき高齢者住宅やグループホームなど現状よりも第三者のかかわりをもちやすい環境へ住居を移すことで住環境の改善につながることが期待できる．また経済的に受け入れ可能であれば，老人ホームや介護施設へ入所することで，食事面，清潔面などにより安定的なサポートが期待できる．同居家族がいる認知症のある人であっても，必ずしも家族が介護に精通しているわけではないので，介護保険の積極的な活用によって本人にとってよりよい，そして家族にとってより負担の少ない介護形態を目指すことは重要と思われる．生活面の安定が得られた上で，糖尿病治療について改めて考えることになるが，［図 1］でカテゴリーⅢに該当するのであれば，HbA1c は 8.0%未満（低血糖が危惧される薬剤を使用していれば 7.5〜8.5%）を目標に薬物療法の見直しを検討する．薬剤の選択は日本糖尿病学会が刊行した 2 型糖尿病の薬物療法アルゴリズム[20] に従って選ぶことが推奨されるが，高齢者ではさまざまな合併疾患や個々人で異なる臓器の予備能があるため，薬物療法についても個別化が求められる．個人的には HbA1c の目標達成よりも，低血糖，急激な高血糖による急性合併症を予防すること，シックデイ時に速やかな薬剤の中止ができる環境を構築することが優先であると考える．HbA1cが良好な値で長期間経過している症例の場合，壮年期から使用されている薬剤が後期高齢者になっても同様に処方されているといった例も散見される．うまく行っていると思われる治療から薬剤を変更することは勇気のいることではあるが，壮年期とは状況が違うことを意識して，中止や変更すべき薬剤があれば積極的に行動することが望まれる．

● おわりに

認知機能障害が進行した場合の糖尿病診療について，私見を含めて述べさせていただいた．高齢者の認知機能低下の進行は，乳幼児が日々成長して知能や機能を獲得していく過程を逆行しているかのように見受けられる．人生の先輩に対する尊敬の念を失ってはいけないが，子どもを見守るような優しい視点で，「その人のため」にできる最善を考慮することが，認知機能が低下した人にかかわる上で重要ではないかと考える．

◆ 文献

1) 内閣府．平成29年版高齢社会白書．
2) World Health Organization. International statistical classification of diseases and related health problems. 10th revision. Geneva: World Health Organization; 1993.
3) McKhann GM, et al. The diagnosis of dementia due to Alzheimer's disease: recommendations from the National Institute on Aging-Alzheimer's Association workgroups on diagnostic guidelines for Alzheimer's disease. Alzheimers Dement. 2011; 7: 263-9.
4) American Psychiatric Association. Diagnostic and statistical manual of mental disorders, 5th edition, text revision: DSM-5-TR. Arlington, VA: American Psychiatric Association; 2022.
5) 日本神経学会，監修．認知症疾患治療ガイドライン2017．医学書院；2017.
6) 認知症施策推進関係閣僚会議．認知症施策推進大綱．2018.
7) 花木りさ，他．軽度認知障害（MCI）における道具的ADL障害と痴呆への移行の関係：大崎－田尻プロジェクト．高次脳機能研究．2007；27：298-308.
8) Ikegami H, et al. Insulin-dependent diabetes mellitus in older adults: current status and future prospects. Geriatr Gerontol Int. 2022; 22: 549-53.
9) 日本老年医学会，日本糖尿病学会，編著．高齢者糖尿病診療ガイドライン2017．南江堂；2017.
10) 日本糖尿病学会，編著．糖尿病治療ガイド2024．文光堂；2024．p.21-4.
11) Yoshitake T, et al. Incidence and risk factors of vascular dementia and Alzheimer's disease in a defined elderly Japanese population: the Hisayama Study. Neurology. 1995; 45: 1161-8.
12) Ueki K, et al. Effect of intensified multifactorial intervention on cardiovascular outcomes and mortality in type 2 diabetes（J-DOIT3）: an open-label, randomized controlled trial. Lancet Diabetes Endocrinol. 2017; 5: 951-64.

13) Sahoo BR, et al. Degradation of Alzheimer's amyloid-β by a catalytically inactive insulin-degrading enzyme. J Mol Biol. 2021; 433: 166993.
14) Huang L, et al. Association between hypoglycemia and dementia in patients with diabetes: a systematic review and meta-analysis of 1.4 million patients. Diabetol Metab Syndr. 2022; 14: 31.
15) Whitmer RA, et al. Hypoglycemic episodes and risk of dementia in older patients with type 2 diabetes mellitus. JAMA. 2009; 301: 1565-72.
16) Japan Diabetes Society (JDS)/Japan Geriatrics Society (JGS) Joint Committee on Improving Care for Elderly Patients with Diabetes Glycemic targets for elderly patients with Diabetes. Glycemic targets for elderly patients with diabetes. Diabetol Int. 2016; 7: 331-3.
17) Japan Diabetes Society (JDS)/Japan Geriatrics Society (JGS) Joint Committee on Improving Care for Elderly Patients with Diabetes Glycemic targets for elderly patients with Diabetes. Glycemic targets for elderly patients with diabetes. Geriatr Gerontol Int. 2016; 16: 1243-5.
18) Mattishent K, et al. Meta-analysis: association between hypoglycemia and serious adverse events in older patients treated with glucose-lowering agents. Front Endocrinol (Lausanne). 2021; 12: 571568.
19) 厚生労働省. 平成 28 年国民健康・栄養調査結果の概要.
20) 坊内良太郎, 他. 2 型糖尿病の薬物療法のアルゴリズム(第 2 版). 糖尿病. 2023; 66: 715-33.

〈山田佳彦〉

CHAPTER 5

糖尿病のある人に対するコーチング

はじめに

本章では，糖尿病のある人（PwD）との関わりにおける「コーチング」の有用性について解説する．なぜ「コーチング」なのか，と疑問に思われる読者もおられるかもしれない．しかし，例えばアメリカ糖尿病学会が毎年発行しているガイドラインを見ると，「2 型糖尿病の人を中心とした血糖マネジメントにおける意思決定サイクル」が記載されている[1]．病気をもつ人の背景や特徴の把握に始まり，医療者と病者が話し合って治療方針を決める Shared Decision Making（共有意思決定，以下 SDM）によって治療法を選択し，達成可能な目標を立てる．治療開始後はその成果や，生活に与える影響を確認しつつ，定期的に治療プランを見直していく．このプロセスは，後述する「コーチングサイクル」の進め方と非常に共通性が高い．また Hoffman は，最適な患者ケアを行うためには SDM が必要であり，SDM の実践には「Evidence Based Medicine」と「患者中心のコミュニケーション技能」の両者が求められると説いている[2]．コーチ資格をもつ医師の出江は，医療において SDM やエンパワーメントなどの必要性が認識され導入され始めている現状を「対話的コミュニケーションの重視という共通の背景に由来」するとし，コーチングは「対話的コミュニケーションのモデルとして汎用性の高い」ものだとして活用を勧めている[3]．医療者がコーチングを学ぶことは，糖尿病をもつ人との「対話的コミュニケーション」の質を高め，よりよい医療を実践するための有効な方法の一つであると考えられる．

なお，コーチングを糖尿病診療に活用することの直接的な効果については，HbA1c を 0.32%低下させるとのメタ解析がある[4]．ただし，コーチングの効果は HbA1c 低下だけではなく糖尿病をもつ人の意識や満足感の変化，あるいは医療者どうしのコミュニケーションの改善や組織風土の改善など多岐にわたるものであり，今後より多面的な検証が必要と考えられる．

1 コーチングとは

「コーチ」の語源は大切な人や物を運ぶ「高級四輪馬車」であり，対象者が自らの目的地へと到達できるよう支援するプロセスがコーチングである．その定義は一定していないが，例えばDowneyは，「他者のパフォーマンスと発達を促進する技能（art of facilitation）」であると述べている[5)]．日本の医療現場においてコーチングは相手をやる気にさせたり，行動変容を起こさせるための「コミュニケーション術」という捉え方をされがちであるが，本来のコーチングとは，相手の成長・発達を促すことを目指した総合的なアプローチであることに注意が必要である．

日本における主要なコーチ養成機関の一つであるコーチ・エィ アカデミアでは，コーチングの三原則として「インタラクティブ（双方向性）」「オンゴーイング（現在進行形）」「テーラーメイド（個別対応）」を掲げている[6)]．すなわち，コーチングでは相手に対して一方的に指示・指導をするのではなく，対等な関係性に基づいた双方向のコミュニケーションを築き，コーチングセッションと現場での実践を繰り返しながら目標実現を目指していく．その際には相手の個性を尊重し，画一的ではなく相手に合わせた対応をするよう心がける，というものである．

2 コーチングの構造と基本スキル

一言でコーチングと言っても，活動分野や団体によってさまざまな考え方があり，その方法論は一様ではない．ただすべてのコーチングに共通する基本原則は，「コーチがクライエントに答えを教える」(ティーチング）のではなく，「コーチがクライエントの話を聴き，クライエントに質問する」[7)] ことである．クライエントはコーチの質問に対して答えを考えること，また自分が発した言葉を自らの耳でも聴くことによって，自分自身の考えや感情に気づいていく［図 1］.

松本[8)] は，ティーチングは「私（医療者）が相手（患者）の問題を解決すること」であり，コーチングは「私が相手に解決策について考えられるように問いかけをする」ことだと整理している．ごく簡単な会話例によって，ティーチングとコーチングの違いを確認してみよう．運動療法が有効と思われるが忙しくて時間がない患者さんに対する，医師による声かけである．患者さんが主体的に運動に取り組めそうな会話はどちらであろうか.

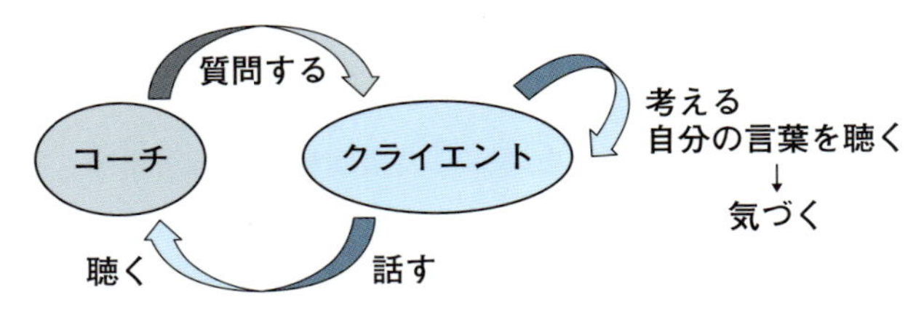

- 対等な関係に基づく双方向コミュニケーション
- 有効なコーチングを行うため，コーチは傾聴・質問以外にも承認，提案，要望，など多様なスキルを身につける必要がある

［図 1］コーチングの基本構造

ティーチング的な会話

医師:「1 日 30 分歩くと，血糖値の改善が期待できます．あなたは忙しくてジムに行く時間はないでしょうから，そのかわり，通勤のときに一駅手前で降りて歩いてください.」

患者:「はあ，わかりました」

コーチング的な会話

医師:「もう少し運動を増やすとしたら，どんなことができそうですか？」

患者:「そうですね，できるとしたら……やっぱり歩くことかなあ…….」

医師:「なるほど，歩くことならできそうなんですね．お忙しいと思いますが，どんな時間だったら歩けそうでしょうか？」

患者:「通勤の帰りですね．一駅手前で降りれば，30 分くらい歩けると思います」

もちろん医療現場では，医療者のもつ知識を適切にティーチングする必要がある場面も多い．その場合には「実は運動のタイミングによって血糖値への効果が違うのですが，お伝えしてよいですか？」など，相手に許可をとった上で短く情報提供することが有効である．

コーチング的な対話を行うために習得するべき技法は，一般に「コーチングスキル」と呼ばれる．紙面の都合ですべてを解説することはできないが，いくつかの代表的なスキルについてごく簡単に説明する．興味をもたれた方は，ぜひ医療コーチングに関する書籍[3, 8-10]や講習会で詳しく学んでいただきたい．

- **ペーシング**：言葉遣いや話す速さ，声のトーンなどを，意識して「相手に合わせる」こと．相手との間に一体感，安心感を生み出す効果がある．
- **ゼロポジション**：相手や会話の内容について，できるだけ先入観をもたず「真っ白な状態」で聴く．自分自身の価値観に基づく批判や判断を極力しないようにする．
- **傾聴**：相手の話を注意深く，心を傾けて聴くことは，コーチングに限らず対人支援コミュニケーションの基本である．話をさえぎったり，結論を先取りしたりしてはならない．自然な相槌や頷き，リフレイン（相手の言葉を繰り返す）により，相手は「聴いてもらえている」と感じ，より安心して話せるようになる．相手が沈黙したときには話し出すまで「待つ」ことも大切である．また相手の発する言葉の内容だけではなく表情，声のトーン，全体の雰囲気などにもアンテナを立て，相手の感情や本当に求めていることを感じとるよう努める．医療場面では，つい専門職として「どう答えようか」と考えながら話を聴いてしまいがちであるが，それでは相手との対話ではなく自分との対話になってしまうので，できるだけ「相手の話を聴く」ことに集中できるよう訓練を積む．
- **承認**：相手の変化や成長に気づき，それを伝えること．相手の成し遂げた成果を認めることだけでなく相手の存在そのものに気づき認めること（存在承認）も含まれる．例えば食事療法で体重を下げたことを承認するのは「成果承認」であるが，たとえ体重が下がらなくても，体重を測定した行為への承認（行動承認）や通院を続けていることへの承認（存在承認）は可能である．さらに相手の名前を呼ぶ，挨拶する，メールに返信するなど，「相手を無視しない」行為はすべて存在承認になると言える．承認は良好な人間関係の基盤となり，相手の自己効力感を高める．
- **質問**：コーチングにおける質問は，相手の思考を整理し，深め，気づきを促す重要なツールである．質問にはオープン型/クローズ型，肯定型/否定型，過去型/未来型，など多くの種類があり，必要に応じて使い分けられるようにする．例えば「どうして体重が増えたんですか？」は過去型，「これから体重を減らすために何ができますか？」は未来型の質問である．また相手の言った内容をより具体的にしたり，視点を変えたり，発想を広げたりすることも，質問によって可能になる．日常的な「問診」で使われるようなものだけにとどまらない質問のレパートリーを，できるだけ多彩にもっておくことが求められる．
- **伝える**：コーチ（医療者）側から情報やアドバイスを伝えるときには，先述のように一言相手の了解を得てから行う．これを「枕詞」のスキルと呼ぶ．医療者側から相手に提案や要望をしたいときにも，「これは私からの提案ですが」などと枕詞をつけて，内容そのものはストレートに伝える．ここで大切なのは，提案・要望を受け入れて実行するか否かの選択権はクライエント側にある，ということを常に意識することである．提案された内容を実行するか否かを糖尿病のある人自身が選択することにより，医療者側からの押しつけを防ぐことに加え，その人自身がより主体的に課題に取り組む気持ち（コミットメント）を高める効果が期待できる．

- **目標設定**：適切な目標設定の目安は，一般にSMARTと表現される．（S：specific 具体的である，M：measurable 測定可能である，A：achievable 達成可能である，R：realistic 現実的である，T：time-bound 実行のための期間が限られている）[11]．また「○○しない」という否定的な表現よりも，「○○する」という肯定表現で具体的な目標行動を決めるほうがよい（例えば「コーラを飲まない」→「飲み物はお茶か水にする」など）．

3 コーチングサイクル

実際の面接で対話の流れを組み立てるには，「コーチングサイクル」を活用する［図2］[12]．

その日に話し合うテーマを決定し，それについてクライエントの「理想とする状態」と「現在の状態」を比較する．その上で理想と現実にはどのようなギャップがあるか，理想に少しでも近づくにはどうしたらいいか，を共に考え，必要な知識や情報があれば医療者から提供しながら，目標と行動プランを設定する．実行する上で予想される障害と，それに対しての対策も話し合っておく．話し終わったら，「話してみてどうですか？」などと面接のプロセスを振り返り，次回への期待を伝える．あるいは次回の面接時に「実際やってみてどうでしたか？」と行動を振り返ることも，前回から続くコーチングサイクルの一部と考えることができる．

ここで重要なのは，理想や現実に関する質問に入る前に相手と十分にラポールを築き，安心して自由に話せる場だと感じてもらえる状態を作ることである．また，「理想の状態」として語ってもらう内容は，病気をもつ人が「やらなければならないと思っていること」や医療者が「やらせたいこと」であっては意味がない．その人自身が「(今はできていなくても）こうしたいと思うこと」「実現したいと願う状態」を「理想」として語るからこそ，その状態が自分の中で具体的にイメージさ

JCOPY 498-22306

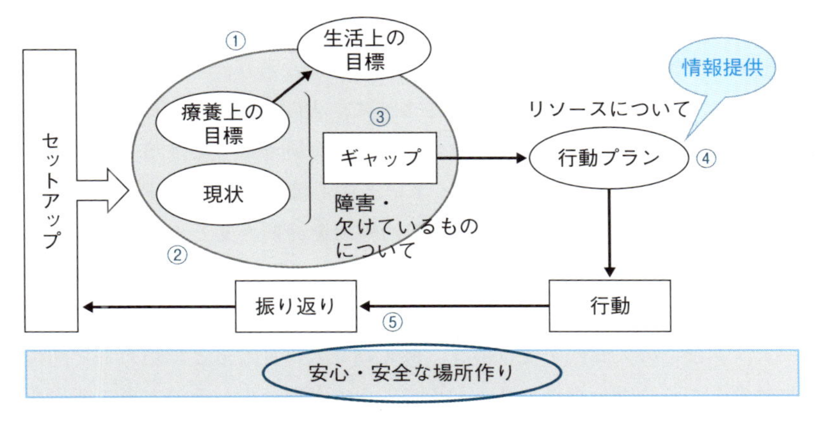

［図 2］ コーチングサイクルの概要
（伊藤三恵，高橋美佐．糖尿病診療マスター．2017; 15: 438-41[12] より改変）

れ，そこに近づこうという意思が強まるのである．したがって，単に「HbA1c を下げる」「体重を落とす」などの医学的な目標だけではなく，その人自身が人生の中で目指したい目標や，大切にしたい価値についても話し合えるのが理想である．そのために医療者（コーチ）は，病をもつ人の思いを深く傾聴し，その人自身が「自分は何をしたいのか」をより明確にできるような質問を投げかけることができなければならない．

4 スキルを支えるコーチングマインド

ここまでコーチングの構造とスキルについて述べてきたが，コーチングの習得とは，単に「スキルを身につけ，スムーズに型どおりの会話ができるようになること」ではない．筆者が所属する糖尿病医療学学会コーチング委員会（委員長：大石まり子先生）では，医療者がコーチングを学ぶ最大の意義は「スキルの練習を通してコーチングの精神（マインド）を身につけ，医療者自身が変化・成長していくこと」にあると考えている．

ここで言うコーチングマインドとは，コーチがクライエントに向き合う際の基本的な態度，あり方のことであり，それはコーチングの基盤をなす人間観に基づいている．西垣[13] の解説によれば，コーチングが誕生した背景には人間性心理学，とりわけマズローの理論とロジャースのカウンセリング技法が車の両輪のような役割を果たした．マズローが「人は自分のなれるものになろう，なれるもののすべてになろうとする性質をもつ」と述べているように，人間性心理学では人間存在の価値を尊重し，人は成長して最高の状態（自己実現）に向かおうとする力をもつものだと考える．またロジャースは，クライエント中心療法（のちに Person-Centered Therapy）を確立し，クライエントの自己治癒力を発揮させることが可能となるカウンセラーの態度（無条件の肯定的関心，共感的理解，自己一致）について説いた[14]．

コーチングはその人間観を受け継ぎ，例えば「人はもともと創造力と才知にあふれ，欠けるところのない存在である」[15]のように表現して，その本来の能力を最大限に発揮させるように関わるのがコーチの役目であるとする．医療者がこのような発想をもつと，治療にうまく取り組めない人に対しても「問題のある人」「できていない人」ではなく，「本来はできる可能性がある人」としてその人を信頼し，相手の「できていない部分」よりも「できている部分」に，「欠点を直すこと」よりも「強みを伸ばすこと」に自然と眼を向けられるようになる．

例えば，「血糖値が下がるという漢方薬をインターネットで買ったので，処方されていた薬を飲むのはやめた」という人に出会ったことはないだろうか．コーチングを学ぶ前，筆者はこのような人に怒りを覚え，間違いを正そうと躍起になりがちであった．相手が「ダメな人」に見えることもあった．しかし現在は，別の見え方がある．その人には何とかして「血糖値を下げたい（健康になりたい）気持ち」があり，そのためにネットを活用するリテラシーがあり，さらにそのことを診察の場で話してくれる率直さがある．それを相手に伝え，相手がなぜそう行動したのかと好奇心をもって話を聴いていると，これからその人と一緒に何ができるか探索することが楽しくさえ感じられるようになってくる．当然のことながら，相手を否定的・批判的に見ていたときに比べて相手との関係は良好になるし，自分自身のストレスも激減している．このような関わり方が可能になったのは，コーチングで「承認」という考え方を知り，それに基づいて他人を承認したり，自分自身が他人から承認されたりする経験を積んできたからにほかならない．

このように我々は，スキルを繰り返し練習することによって，その根本にあるコーチングマインドを理解し，それが自らのものとなるよう修行を積んでいく．この過程は，ちょうど柔道で基本の「型」を繰り返し練習し，試合での実践経験を経てまた「型」の練習に戻りながら，しだいに「柔の心」を身につけていくプロセス，あるいは茶道で「所作」や「作法」を習いながら「禅の心」に触れていくプロセスと似ているかもしれない．

またコーチングを本格的に学び資格を取得する際には，自分自身がプロのコーチからコーチングを受けることが必須とされている．コーチを目指す者は，これによって自分自身をより深く知り成長していく．私たちは相手を自分の思いどおりに変えることはできない．変えることができるのは自分自身と，自分の「関わり方」のみである．しかしそれが変われば，相手とよりよい関係性を築くことができ，結果として相手がより望ましい方向へと進んでいきやすくなるのである．

5 コーチングの限界と糖尿病医療

もちろんコーチングは，あらゆる人や状況に対して有効なわけではない．コーチングが不可能であることを「アンコーチャブル」と言い，例えば出江らは，以下のような対象者はアンコーチャブルだとしている．①話を聴けない人，②約束（時間・行動）を守らない人，③信頼関係が築けない人，④常に否定的に考える人，⑤思考や感情をコントロールできない人，⑥過度に依存性が高い人，⑦攻撃的な人，⑧治療が必要な精神疾患のある人[16]．また，クライエント本人に目標に取り組む意思が全くない場合は，コーチングは不適とされる．行動変化ステージ[17]で言えば「前熟考期」よりも「熟考期」から「準備期」「行動期」の相手に対して，目標をより明確にし実現に向けて推進するのが，コーチングの標準的な役割と言えるだろう．

しかしながら実際の医療現場では，我々は一般的に「アンコーチャブル」とされるような人や前熟考期の人とも向き合い，関わり，何とかして治療の糸口を探していかねばならない．特に「糖尿病医療学」では，従来の医学的な考え方では「難しい患者」とされてきたこうした人々との関わりについて，症例検討を通して探究し続けてきた．その中から，石井[18]は関わり方の「3つのレベル」をモデル化している［図3］．

一般的なコーチングは，［図3］で言えば主として第2のレベル，すなわち相手の考えや感情を聴き，医療者との良好なコミュニケーションを通して認知の変化や行動変容を実現させようとするアプローチに最も近い．より根源的な第3のレベルで相手の深層心理や生き方そのものに関わろうとするときには，言うまでもなくスキルを超えた治療者自身の人間性そのものが問われる局面となる．支援のありかたも単に行動変容の援助ではなく，情動的支援，社会的支援を含んだ総合的かつ長期

	第1レベル	第2レベル	第3レベル
情報レベル	糖尿病についての外部から観察所見	糖尿病についての心理面（考え，感情）	糖尿病をもつ人の生き方（社会環境，成育歴など）
その人の状況例	• 知識不足 • 飲酒，間食，過食 • HbA1c 高値	• 糖尿病は恥ずかしい • 治療は嫌 • 治療はできない	• 生きづらさ，人間関係 • 生きる基盤のもろさ • 終末期，精神疾患……
関わり方 介入法	行動学（的介入） 条件を変える 環境を変える 指示（教育）する	認知，感情に介入 オープンに聴く 尊重と価値の明確化， 障害の明確化と対策	長期総合的支援 強固な人間関係 家族や社会資源 メンタルヘルス専門家
	一般的・受動的・表層的	関係性，共感の深さ →	個別的・主体的・深層的

［図 3］ 糖尿病をもつ人の情報レベルと関わり方・支援の深さ，広がり
（石井 均．糖尿病医療学．2022; 3: 9-17[18] より）

的支援が必要である[18]．

しかし，教育課程の中で「指導」をメインとする第1レベルの関わりしか学んできていない多くの医療者（特に医師）にとっては，コーチングを学び第2レベルの視点と関わり方を身につけることにより，糖尿病をもつ人との関わりの質と深さが大きく変化する場合がある．また，チーム医療や学生・後輩の指導などにもよい影響を与えることが期待できる．そしてそれらの経験をしながら医療者自身がより深く自分自身と向き合い人間的に成長していく中で，第3レベルの関わりが必要な相手と関わる力も徐々に育てられていくのではないかと，私たち筆者は考えている．コーチングを単なる表面的なスキル，コミュニケーションのコツとしてとらえるのではなく，そのマインドまで含めて学び，理解し，身につけようとするとき，医療者が糖尿病をもつ人と向き合う力はより強く，より深いものとなるのではないだろうか．

◆ 文献

1）ElSayed, N, et al. Evaluation and assessment of comorbidities: standards of care in diabetes-2023. Diabetes Care. 2023; 46(Suppl.1): S49-67.

2）Hoffman T, et al. The connection between evidence-based medicine and shared decision making. JAMA. 2014; 312: 1295-6.

3）日本摂食嚥下リハビリテーション学会教育委員会，編．出江紳一，他，著．医療コーチングワークブック 対話的コミュニケーションのプラットフォーム．中外医学社；2019．

JCOPY 498-22306

4) Sherifali D, et al. Evaluating the effect of a diabetes health coach in individuals with type 2 diabetes. Can J Diab. 2016; 40: 84-94.
5) Downey M. Effective coaching. London: Orion Business; 1999.
6) コーチング・エィ アカデミア．コーチングの定義と三原則．https://coachacademia.com/coaching/coaching-base.html
7) 伊藤 守．コーチングマネジメント．ディスカヴァー・トゥエンティーワン；2002.
8) 松本一成．コーチングを利用した糖尿病栄養看護外来．中山書店；2015.
9) 奥田弘美．メディカル・サポート・コーチング入門．日本医療情報センター；2003.
10) 柳澤厚生，編著．ニュートリションコーチング 自ら考え，決断し，行動を促すコミュニケーションスキル．医歯薬出版；2006.
11) Whitmore J. Coaching for performance. Growing people, performance and purpose. London: Nicholas Brealey; 1992.〔真下 圭，訳．潜在能力を引き出すコーチングの技術．日本能率協会マネジメントセンター；1994.〕
12) 伊藤三恵，高橋美佐．患者に「ハイ」と言わせていませんか？―コーチングサイクルのすすめ．糖尿病診療マスター．2017; 15: 438-41.
13) 西垣悦代，他，編著．コーチング心理学概論．ナカニシヤ出版；2015.
14) Rogers C. The necessary and sufficient conditions of therapeutic personality change. Journal of Consulting Psychology. 1957; 21: 95-103.〔伊藤 博，他，監訳．ロジャーズ選集(上)．誠信書房；2001.〕
15) Kimsey-House H, et al. CO-ACTIVE COACHING: changing buisiness, transforming lives. 3rd ed. London: Nicholas Brealey; 2011〔CTI ジャパン．コーチング・バイブル．東洋経済新報社；2012.〕
16) 出江紳一，他．メディカル・コーチング Q & A．真興交易医書出版部；2006.
17) 石井 均．糖尿病医療学入門 こころと行動のガイドブック．医学書院；2011.
18) 石井 均．糖尿病医療学―ゆるやかな法則的認識と実践．糖尿病医療学．2022; 3: 9-17.

〈松澤陽子〉

CHAPTER 6

私はこう考える

section 1

糖尿病センターの掟

毎年大学からの若手ドクターと一緒に糖尿病の臨床を行っている．ありがたいことに当院にやってくる先生は皆まじめで今どきのナイスガイ，患者さんやスタッフ，そして他の診療科の先生にもたいへん喜ばれている．優秀なので学問や研究面では，もはや私が教えることもほとんどないくらいだ．せっかく一緒に勉強するならと，チーム医療の大切さと診療の際のこころのもちようを伝えるようにしている．忙しい外来診療の中では教える時間が少ないので，入院症例を通してチーム医療の進め方や考え方などを指導するようにしている．

病棟では毎朝 8 時半から医師団，糖尿病特定認定看護師，薬剤師，事務クラークがそろって入院症例のカンファレンスをしている．症例の特徴を簡単にプレゼンしつつ血糖の推移などを見ながら治療を進めている．毎朝のカンファはたいへんと思うかもしれないが，一日一日の変化を確認しておくことは互いのスタッフのかかわりに役に立つと信じて続けている．そして週に 1 回はチームの全員が集まってカンファを行う．一例一例じっくりと 1 週間を振り返りつつ，メンバーのもっている情報や意見を出し合いながらチームの方針を確認していくようにしている．その中で特に大切にしているのは糖尿病をもつ人の思いを聴くことで，PAID（problem areas in diabetes survey，糖尿病問題領域質問票）を用いた分析や，それぞれのかかわりの中から見えてきたその人自身の心の変化に注目している．糖尿病の治療をする中で抱えている不安や悩みは何か問題点を明らかにし，その人の価値観や希望を聴きながら治療の選択肢を示し，みんなで協力して治療方針を決めていく SDM（shared decision making，共有意思決定）を取り入れるようにしている．私たちの支援で治療に取り組む姿勢が変わることができることを願って，日々の指導に取り組んでいる．毎週金曜日に開催する糖尿病教室には，外来入院問わず毎回 30 名近くの人が参加する．単なる知識の講習にとどまらず，自分の身体やさまざまな指導媒体に触れながら学ぶ体験型の学習を行っていて，参加者の笑顔や拍手の中理解が深まったことが実感できる．そのようなさまざまなかかわりを通してチーム医療の面白さを共に学んでいる．こういった活動は病院内外でも評価され，各地から見学に来る人も多く，薬学部や栄養学校などの学生も実習に来てくれるのは励みになる．

さて，病院の糖尿病外来に紹介されて入院してくる人の中には，HbA1c 15〜16 %という著しい高血糖の人たちが増えてきた．その中には 1 型糖尿病の急性発症や高齢者の高浸透圧高血糖状態あるいは悪性腫瘍（特に膵がん）の発症に気づくことがある．こういった病態はまさしく糖尿病専門医の腕の見せどころで，一緒に学ぶ研修医の指導にも熱が入る．刻々と変化する病態や検査結果を確認しながら，薬の使い方，CGM（持続血糖測定）やインスリンポンプの導入など手際よく進めて血糖の正常化，病態の改善を目指していく．そして，検査の結果や今の病態をわかりやすく説明していくと，その人の気持ちが前向きに変化していく様子が伝わってくるのは私たちにとっても大きな喜びになる．

ところが問題なのは，目が悪くなったので眼科を受診したら，増殖網膜症が見つかったという人や，足がむくんだので受診したら腎不全が発見されたという人も多くなったことだ．健診未受診者や治療中断者に多く，手術をしようにも HbA1c が高すぎると内科に紹介入院になる．ここ数年，COVID-19 が蔓延してから特に多くなったような気がする．治療中断や放置していた人たちにその理由を尋ねると，たいした理由があるわけでもなくただなんとなくとか，面倒くさかったからという人もあれば，仕事で忙しかったとか，あるいは最初は症状があったのだけれど，薬をもらったらよくなったのでやめてしまったなどという人も少なくない．せっかく早期に発見されて治療が導入されても，中断してしまっては意味がない．そんな時に中断したその人が悪かったからだとつい言ってしまうことがある．その責任は本当に患者さんだけにあるのだろうか．

治療中断理由の根底に，そもそも患者さんが治療の中心にいないからなのではないか，治療の目標がわからないからではないかと思うようになった．「血糖が高いから薬を一つ増やしておくから」とか，「こんなに高くちゃインスリン注射するしかないな，簡単だからすぐできますよ」などと，ただ言われたからしているだけで自分のこととして捉えていないのではないだろうか．中には糖尿病の薬を飲んでい

＿＿＿＿＿＿＿＿＿＿＿ 様
あなたの糖尿病は （1型・2型・その他の糖尿病・妊娠糖尿病）
糖尿病になって＿＿＿＿＿年
すい臓の力（十分・少し低下・低下・かなり低下・消失）
インスリン抵抗性（ない・ある）
今回糖尿病が悪化した原因：
合併症、程度（0、なし　1、ごく早期　2、軽症　3、中等症　4、重症　5、かなり重症）

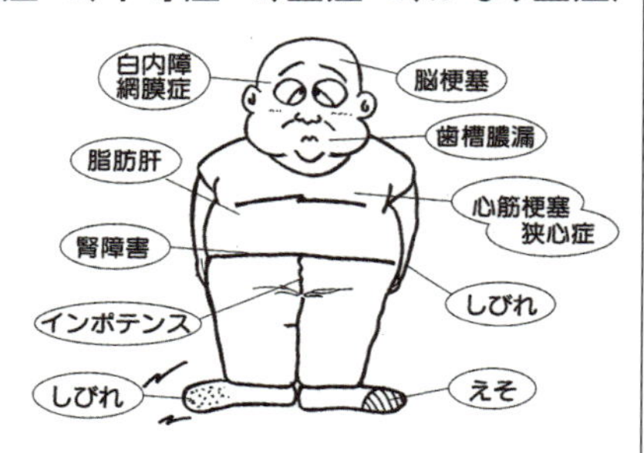

他に　高血圧・脂質異常・他の病気
治療（食事・運動・経口薬・インスリン・
GLP-1・CSII治療）
今後の取り組みはどうしますか？

［図 1］ 病態を説明するための評価表

るのに「自分は境界型と言われている」とか，「眼科で変わりがないと言われたから合併症はないと思っていた」などという人がいないだろうか．実は自分の病気の程度を正確に把握していなくて，治療の目標もわからないままにただ薬をもらっている人が意外に多いのではないだろうか．

糖尿病の治療を続けていくためには現在のコントロール状況，合併症の進行度，今後の予測などを自分で理解して，「もっとよくなりたい，ここを直そう」と積極的に治療に参加してもらうことが必要だと思う．そのためには医療者がその時点での病態を総合的に評価して，できるだけわかりやすく伝えておかなければならない．

1 病態の評価表

病態をわかりやすく説明するために1枚にまとめた評価表を作成するようにした．糖尿病の病型，罹病期間，膵内分泌機能，インスリン抵抗性，糖尿病の悪化原因，合併症の有無，他に併発している病気の有無，今後の取り組み方などが一目でわかるようにしてある［図 1］．これを見ながらどういう対応が必要なのか一緒に考えるようにしている．

食事が間違っていないか，運動はどうなのかなど悪化因子を探り，直すことはないか，何ができそうかを考える．生活習慣の是正で血糖が下がることを実感できると本人のやる気につながる．もし血糖が高くて薬を使う場合でも，いきなりDPP4阻害薬やSGLT2阻害薬などの強い薬を使うとあまり努力をしなくても血糖が下がるので，糖尿病がよくなったと勘違いして生活を改めようとしない人や治療をやめてしまう人もいる．最初は比較的効果の弱い低血糖の危険のないメトホルミンやαGIなどから使いつつ効果を確認しながら治療を進めていくようにしたい．合併症の項目ではそのステージを6段階で表現している．0 なし，1 ごく早期，2 軽症，3 中等症，4 重症，5 かなり重症，と表現する．この評価表に記入して説明することにより患者さんは自分の病態をより正確に理解することができるようになった．

2 退院時の色紙 [図 2]

他の病院から移ってきた入院歴のある人に，その時の主治医が誰だったのかを聞いても覚えていない人が多いことに驚く．主治医の名前を覚えていないとはどういうことなのだろうか．医師とのかかわり方が薄かったのかと，とても残念な気がする．せっかくの入院だからこそ相手のこころに残るような出会いができないものだろうか．

ある日曜日の回診で，退院する人に今の気持ちは，と聞いてみた．Aさんは「我に勝つですね」と明るく答えてくれたのだが，Bさんは「俺ならわが道を行くだな」と皮肉っぽく答えたのだった．あまりに対照的だったので，すぐさま文具店に走り色紙と筆ペンを買ってきてその気持ちをそれぞれ書いてもらった．Aさんはある会社の健康管理業務も担当したこともありたいへん几帳面な人で，自分の生活を振り返ったときに，付き合いでのアルコールが多すぎたことを反省して禁酒を誓った人だった．一方，Bさんは小さな酒屋を営みながらも夜は宅配便の仕分け作業をこなし，休む間もなく働いていた．さらに青年会の会長も引き受けて，皆を盛り上げながらたくさん飲んでもらうことも，いわば商売の延長のような日々だった．それこそ昼も夜もないほど忙しい日々を過ごしていた．そのためもあったのか治療は長期間中断していた．すでに網膜症と腎症を認め今後の推移がとても心配だった．食事や生活指導の際も気をつけなければとは思うものの，でも仕方ないよなとつぶやいていた．この気持ちに真剣に答えなければいけないと思い，励ましの言葉を書き添えて二人に色紙をお返した．二人は驚きながらもとてもうれしそうだった．

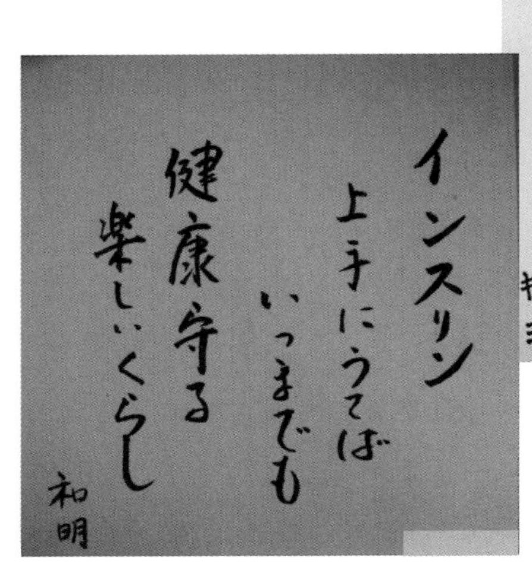
インスリン
覚悟を決めた
この頃は
医師に感謝の
楽しい暮らし
キヨ
インスリン
上手にうてば
いつまでも
健康守る
楽しいくらし
和明

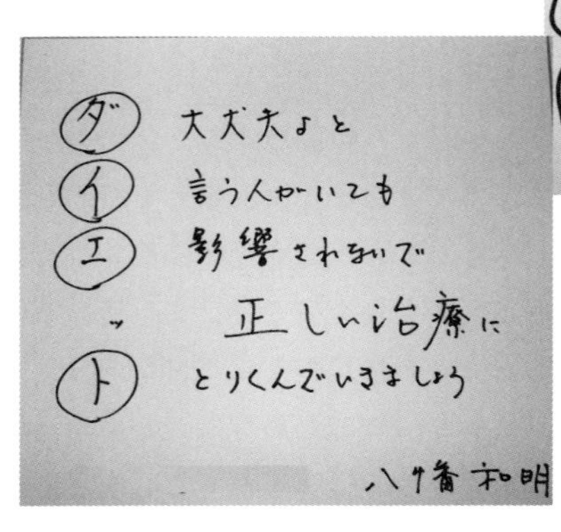
ダめと
イわれると
エ〜すこしなら
ト食べよとするだめ私!
ダ 大丈夫よと
イ 言う人がいても
エ 影響されないで
ッ 正しい治療に
ト とりくんでいきましょう
八幡和明

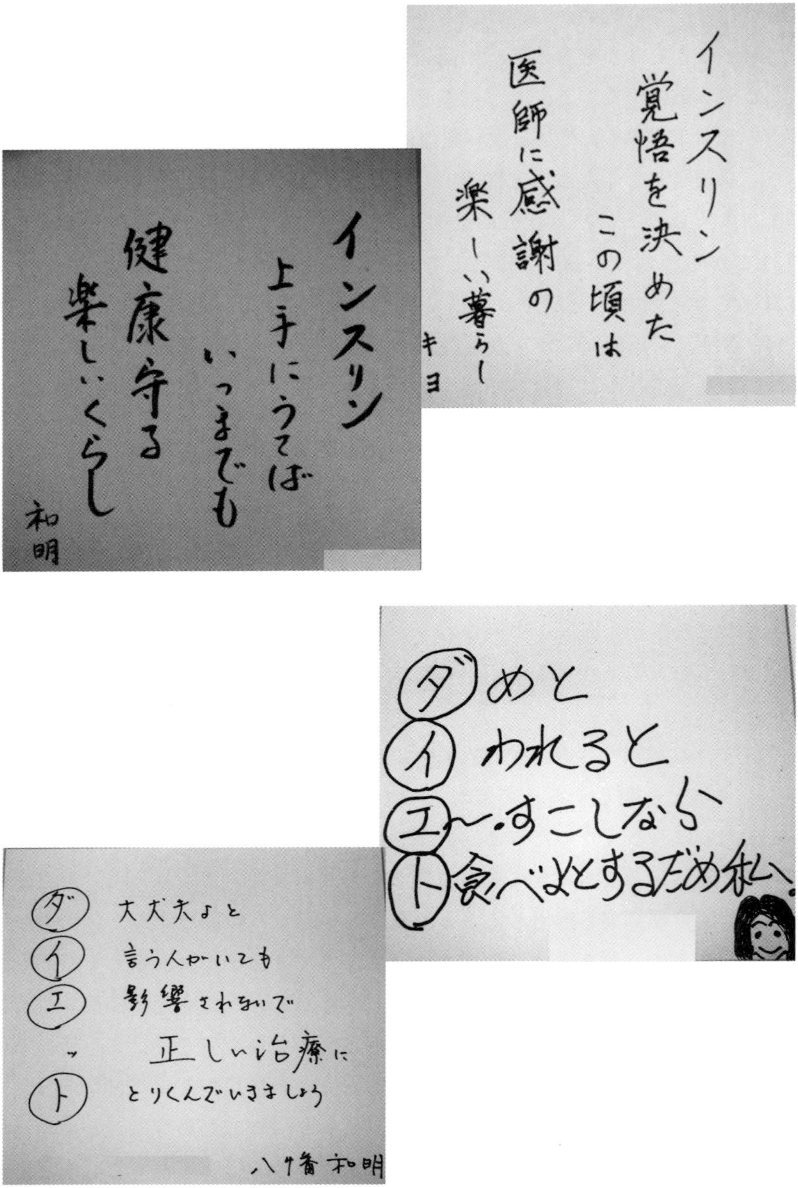

［図 2］ 退院時に渡す色紙

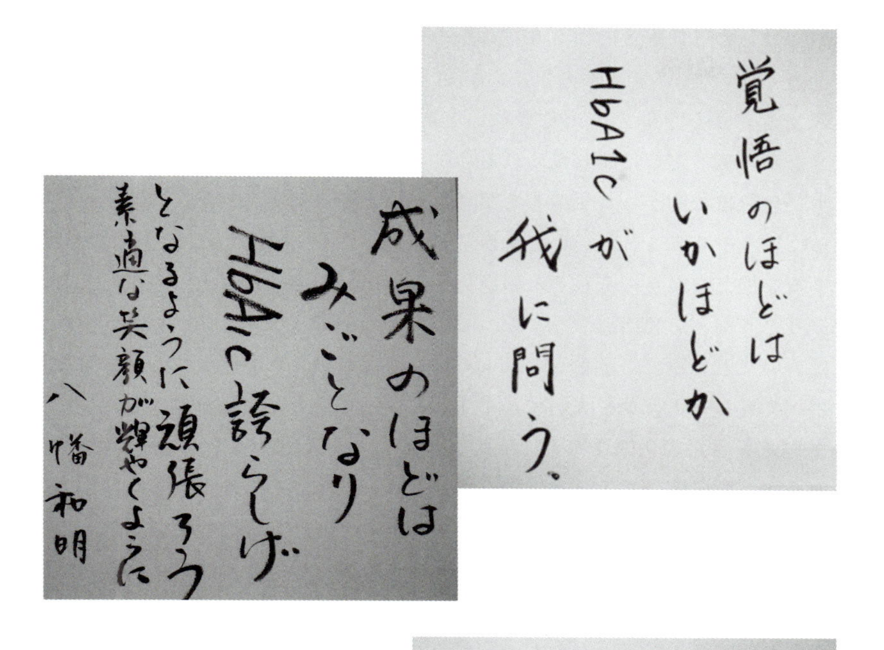

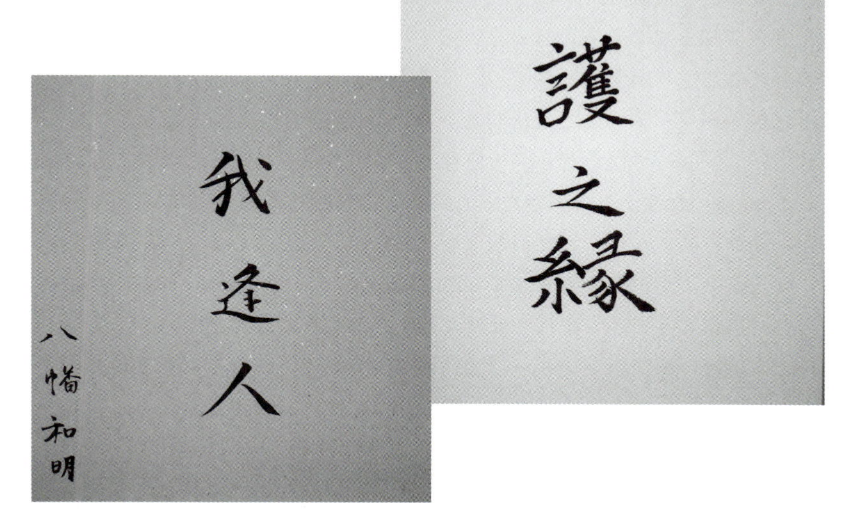

［図 2］ 退院時に渡す色紙（つづき）

はじめはこの二人だけのつもりだったのだが，色紙に込められた感情がたいへん印象的だったので，「皆さんの気持ちを知りたいので，もしよかったらここに書いてくれませんか」と他の人にもお願いしてみた．「え〜，なんて書けばいいの？」と驚きながらも「どこに飾ってくれるの？」などと反響は大きく，あれこれ悩みながらも一日色紙に向かって気持ちを整理している姿は結構真剣だ．退院する日の朝になってようやく「これでいいですか？」と恐る恐る届けてくれた．そこからは悩みや不安を抱えながらもそれぞれの意気込みが伝わってくる．入院中に交わした言葉ややりとりなどを思い返しながら，この入院で学んだことを振り返るきっかけになればいいなと思って，励ましのメッセージを書き添えてお渡しする．すると「先生に書いてもらった言葉を大切にします」といって喜んでくれる．

今までたくさんの色紙をやりとりしてきた．単純明快な改善宣言，お茶目な言葉，気のきいた言葉，あるいは俳句があったり，漢詩があったり，本当に面白い．だからこそお返しの言葉にも“ひねり”をきかせたい．入院後の経過を振り返ったり，カルテを読み直したりしながら，その人のこころの琴線に届くようにと，楽しい返事を心がけるようにしている［**図 2**］．これが結構頭を使った真剣勝負．時には担当した研修医や看護師からも一言書いてもらう．お渡しした時に思わずニヤッと笑ってくれたら大成功．うれしそうに「部屋に飾ります」と言って，大事そうに色紙を抱えて帰ってくれるとほっとする．「また会おうね，待っていますよ」という願いをこめて送り出す．

最近は俳句がブーム，こんな俳句をいただいた．「良き医師と縁を結びて鳩寿なる」さてハトジュってなんだと，一日考えていたらキュウジュと読むことに気づいた．そう 90 歳の女性からの俳句だった．なんと素敵な！ それからお返事を出そうと俳句の勉強を始めたが，これがなかなか難しい，季語にもたくさんあることを知った．何日たっても一句も詠めない．次の診察までにようやく一句．「マスクでも眼鏡の奥で目が笑う」さてこれでは凡人どまりかな，直しが必要でしょうか．

最後に当院の「糖尿病センターの掟」［**図 3**］を掲げて終わることにしよう．これをスタッフ同士の約束事にしている．皆さんのお役に立つことを願っている．

1. 人には親切にしよう.
   親切は伝染していきます.
   みんなが親切にしていると次にくる人も親切になります.
2. 人に意地悪はしないようにしよう.
   意地悪はもっと早く伝染します.
   ひとり意地悪な人がいるとみんなが意地悪になります.
3. 人を馬鹿にしないようにしよう.
   周りから見ればその人が馬鹿に見えます.
4. 人を怒らないようにしよう
   自分が小さい人間になります.
5. 友達言葉はやめましょう.
   「うん」じゃなくて「はい」といおう.
   相手は人生の先輩です.
   顔を見て丁寧なことばを使いましょう.
6. 私たちは人に感謝される仕事をしているはずです.
   こんなすてきな仕事につけることを誇りとして
   それに見合うだけの態度を身につけるようにしましょう.

これは難しいことでしょうか.
難しいなら訓練してください.
訓練すればきっとできるようになるはずです.

［図 3］ **糖尿病センターの掟（スタッフ同士の約束事）**

〈八幡和明〉

section 2

糖尿病のある人と向き合う医療者に求められること

● 緒言

「糖尿病のある人（PwD）」にとって，糖尿病治療がうまくいかない，糖尿病に向き合えない，糖尿病への感情負担が高いことなど……糖尿病治療や生き方に対する考え方や価値観は，PwD の数だけ存在する．医療者はその一人ひとりの声に真摯に耳を傾け，話を聴き，PwD の思いを理解していくことが，重要であると考える．

これまでに PwD への診療を行って経験してきたことをもとに，PwD とのかかわりについての考えを，本節で述べる．

1 自己中断のリスクがある糖尿病のある人へのかかわり

糖尿病治療の目標は，「糖尿病の合併症の発症，進展を阻止し，ひいては糖尿病のない人と変わらない寿命と生活の質（QOL）の実現を目指すこと」と，糖尿病治療ガイド 2024（日本糖尿病学会）には表記されている[1)]．

一方，糖尿病治療中断は，糖尿病ケトアシドーシスなどの急性合併症や，網膜症や腎症，神経障害，動脈硬化症などの慢性合併症を進行させる危険がある．治療中断に至る背景には，糖尿病は自覚症状が出にくいことや，治療費や通院への負担，仕事や介護などでの忙しさに，糖尿病を受け入れられないという否認などが挙げられる[2)]．PwD にとって，（継続して通院を行うことは容易ではない）ということを念頭におき，治療中断のリスクがある人には，より注視しながら，通院継続の必要性を常に伝えておくことが重要である．

当院受診に至るまでに，治療中断を繰り返していた，PwD の事例について紹介する．

事例 1

60 歳代男性．自営で美容系の店舗を作る仕事をしている．

4 年前に健康診断で糖尿病が判明．他院で数回にわたり入院治療をしていた．自宅近くの医療機関に転院となったが，通院を中断していた．

JCOPY 498-22306

健康診断で高血糖を指摘され，当院を受診した．受診時，口渇を認めていた．血液検査にて HbA1c 11.1%，血糖値 347 mg/dL であった．尿ケトン体は陰性であった．

5 年前より禁煙．高血圧で投薬加療を受けている．

両手先のしびれの自覚症状，アキレス腱反射の低下を認めており，糖尿病神経障害と考えられた．しばらく眼科受診をしていなかったので，眼科を受診していただいたところ，単純網膜症を指摘された．尿アルブミンは 8.7 mg/gCre と腎症前期であった．頸動脈超音波検査で両側頸動脈分岐部にプラークを認めていた．

糖尿病についてのパンフレットを示し，合併症を防ぐために血糖コントロールの重要性について説明し，HbA1c は 7%未満を治療目標値とお伝えした．

自己中断に至ってしまう原因について尋ねたところ，「仕事が忙しい」「家族は心配していたけれど，ストレスが多くなってしまうと，自分の病気のことが二の次になってしまう」と話される．治療中断が糖尿病合併症進行のリスクになるため，「とにかく治療を中断しないように，継続して通院ができることを目標としましょう」と説明をした．

食生活について尋ねると，「なかなか生活習慣を変えることが難しい」「妻が社長で忙しく，夕食は自身で調理をしている」「夜中に食べることが多く，意識して 18 時までに食べるようにしているが，夕食後に飲酒や味の濃いつまみを食べている」「外食も多い」とのことであった．「よろしくないですね」と，ご自身で日々の生活を振り返るように仰った．

「忙しくされていることや，ストレスが食行動に影響しているようですね」とお伝えし，完全に食生活を改善することよりも，「まずはできるところから変えていきましょう．次に来られたとき，どのように取り組まれたかを聞かせてください」とお伝えした．

初診時に高血糖を是正させるためインスリン治療の必要性を説明し，了承されたため，持効型インスリン（ランタス®XR）朝 1 回，4 単位で開始した．インスリン注射指導や血糖測定指導を外来看護師（糖尿病療養指導士）に依頼し，看護師からも治療中断をしないように，可能な範囲で食事を中心に生活を改善できるよう伝え，看護師には次回以降の外来診察でも介入していただき，本人の取り組まれていることや糖尿病治療に対する考えなどを共有していった．

初診以降，定期受診日には来院をされ，新規にお店をオープンさせるなど，ストレスも多く忙しくされている様子を話してくださり，こちらからは労いの言葉をかけるように心がけた.「できるだけ息子に任せるようにと思っている」「宅配食を取るようにした」などお話くださり,ストレスや食生活を「改善していきたい」との意思が私にも伝わってきます,と言葉で返すようにした.そして,忙しくても通院を継続されていることを称賛し,治療を中断しないことを繰り返しお伝えするようにした.

初診6カ月後の受診時,血糖コントロールが改善しないこことや,家族も心配していることなどから,ご本人が入院を希望された.入院後,ビクトーザ®注射を開始し,Freestyleリブレ(以下,リブレ)を開始した.「リブレは,ものすごく便利.自分の体を知るということで」と話された.

退院後も「忙しいのは相変わらず」と話されていたが,リブレを継続され,通院を中断されることはなかった.

この方は,今まで糖尿病治療中断を繰り返していたが,当院への通院を開始されてからは,通院を中断されることはなかった.仕事などで忙しくストレスが多くなると通院を中断してしまっていたと話されていたが,中断されたことを責めるのではなく,「中断しないために,どう対応したらいいのかを一緒に考えよう」という共感の姿勢で向き合ったことや,受診をされた際は,忙しくても「通院を継続されていることを称賛する」ようにしたこと,主体的に治療に取り組もうとする姿勢に対し丁寧に言葉がけをするようにしたことで,最重要の課題としていた治療中断には至らずに済んだのでは,と考えている.

2 感情負担(スティグマに伴う)が強い糖尿病のある人へのかかわり

PwDにとって,糖尿病が原因となってスティグマや社会的不利益,差別が生じている場合があることが,近年問題視されるようになった[1)].スティグマとは,特定の属性に対して刻まれる「負の烙印」という意味をもち,誤った知識や情報が拡散することにより,対象となったものが精神的・物理的に困難な状況に陥ることを指す.

10年ほど前に担当した,PwDの事例について紹介する.

事例2

50歳代女性.10年程前に糖尿病を指摘され,7年程前よりインスリン療法が開始された.HbA1c 9.9%にて前医より当院へ紹介受診され,精査加療目的にて入院となった．身長 150 cm，体重 53 kg，BMI 23.5．入院時糖尿病治療薬：ヒューマログ®ミックス 50（朝 7 単位，夕 7 単位），メトグルコ® 2000 mg．既往歴：左橋脳梗塞．母と姉，祖母が糖尿病．入院中の精査で糖尿病合併症（網膜症，腎症，神経障害）なし，両側頸動脈にプラーク病変あり．入院後よりインスリン強化療法を開始した後に，GLP-1 製剤を併用とし，血糖コントロールは改善し，ランタス® 7 単位＋リキスミア® 10 μg/日で退院となった．

入院時の聞き取りでは，ストレスや間食が多く，服薬遵守度が不十分とのことであった．入院中は，担当医や病棟看護師の説明を，否定する様子もなく淡々と聞かれていた．

あまりご自身の思いを表出される様子でもなかったので，糖尿病についてどのように感じているのだろう，と気になり，入院数日後に PAID（Problem Areas In Diabetes）survey を行ってみた．PAID は糖尿病に対する負担感情から構成された 20 項目の質問表で，点数が高いほど糖尿病に対する心理的負担が高い．結果は，合計 79 点と，治療への感情（こわい，ゆううつ，圧倒される，など）や糖尿病への感情（具体的目標，食物剝奪，非受容，など）が高得点であった．PAID による研究では，糖尿病への負担感情が高いほど，糖尿病へのコントロールが十分ではないことが明らかとなっており，この方の場合は，入院前のさまざまな糖尿病への負担感情が高かったことが，糖尿病に対する非受容や，食生活や服薬遵守が不十分な状態が続き，血糖コントロールが不十分になったものと考えられた．

そして，PAID の結果をもとに，糖尿病についてどのように感じているかなどを尋ねてみると，以下のように語ってくださった．

「10 数年前に糖尿病と言われた．そのときは，糖尿病は恥ずかしい病気だと思った．好きなもの食べれないし，周りから贅沢しているからだと言われた．以前仕事先から就労を断られたし．だから周囲には伝えていない．祖母が糖尿病だったので，大変だった様子は見ていた」「今回入院しようと思ったのは，仕事も落ち着いてきて，家のことも落ち着いてきて，糖尿病をよくしたいと思ったから」．

ご自身の思いを話していただいたことに感謝の気持ちを伝え，「今まで糖尿病をもちながら過ごしてこられたことは大変な思いだったのですね．糖尿病をよくしたいとの思いで入院されたこと，退院後も治療を良好に続けていけるよう，一緒に取り組んでいきましょう」と思いを共有することに重点を置き，その上で，治療に向けて一緒に取り組む姿勢を伝えた．その後も，ご本人の糖尿病や治療に対する思いや困っていることを聞くように心がけた．退院時に再度 PAID を行ったところ，入院時には高得点であった治療への感情や糖尿病への感情についての点数は減少していた.

まさしくこの方が抱えていた心理的感情は，スティグマそのものであったと思われる．糖尿病に対してのスティグマが（「糖尿病は贅沢病」「食べすぎてるから血糖が下がらない」「自己管理ができないのは糖尿病者側に責任がある」「この人は糖尿病気質だから」など），PwD 本人や家族や職場など周囲の人たちの中で表出される観念が問題となる．この場合，糖尿病を有するご本人が責められているように感じ，自己肯定感を育むことが難しくなる．医療者は，PwD の外観や態度で個人的特性を決めつけたりせずに，PwD に対してスティグマが生じないよう注意が必要である．

本事例では，PwD 自らが糖尿病のことや生き方などについて語ったこと，周囲がそれらを聞き「理解しようという姿勢」を示したこと，丁寧に向き合い「共に傍にいる」という共感性をもって接していたことが，これまでの振り返りや，これからの人生への見直し，糖尿病治療目標の表出などの立て直しにつながっていったのではないかと思われる．

3 糖尿病のある人と向き合う医療者に求められるもの

これまでに多くの PwD の診療を行ってきたが，自身の中で特に大事にしていることは，「相手の考えや価値観を理解する」ことである．

「この方はどうして糖尿病に向き合えないんだろう」「なぜ食事療法や運動療法に取り組もうとしないんだろう」「どうしてインスリン治療を受け入れていただけないんだろう」．さまざまな糖尿病療養において，医療者側が提供することにはその通りにいかないことがしばしばである．しかし，「どんな時も，糖尿病者側の考え方や価値観をまず第一に理解すること，理解しようとする態度を相手に示すこと，その上で双方向性の関係を続けていくこと」が，PwD 自らが糖尿病に向き合えるようになり，療養行動を変えていけるようになると感じている．

また，多くの PwD には，「一生の病」「合併症やがん」「食事や運動，薬」「インスリン注射」「低血糖」「治療費」などさまざまなイメージによる心理的負担がある．二つ目の事例のように，本人や周囲からの糖尿病に対するスティグマが負担感情に大きく影響している場合もある．

「糖尿病を治療する上で，困っていることはないですか？」とか「糖尿病とはあ

JCOPY 498-22306

なたにとってどんな病気ですか？」など，糖尿病について抱えている負担や治療への意識を，特に初診時や血糖コントロールが悪化したときなど，ご本人の思いを深掘りして引き出すように心がけている．「相手の考えや価値観を理解する」ためには，相手と同じ目線に立ち，耳と心を傾けて，共に話を聞く姿勢が何より大切なのだ．

「糖尿病医療学」は，PwD と医療者の良好な関係を基本として，医学的側面と人間的側面を考慮しながら，両者が協力して糖尿病治療と支援を行うための理念と実践に関する学問である[3)]．糖尿病療養行動に影響する心理社会的要因や，医療者-患者関係，自律的動機づけ，エンパワーメント，治療同盟，変化ステージモデルなど，確立されつつある糖尿病医療学の概念を学び自ら実践してみて，PwD の考え方や行動を理解することに大いに役立っていると感じる．

PwD へのかかわりや支援は，チーム医療を柱に，治療を継続していただけるよう，お一人お一人に必要なアプローチを深く掘り下げ，チーム内でもその情報や PwD の思いを共有していく，そのような「傍で支え続ける診療」を，日々目指していきたい．

◆ 文献

1) 日本糖尿病学会，編著．糖尿病治療ガイド 2024．文光堂；2024．p.21.
2) 「糖尿病受診中断対策包括ガイド」作成ワーキンググループ．糖尿病受診中断対策包括ガイド．2014.
https://human-data.or.jp/wp/wp-content/uploads/2018/07/dm_jushinchudan_guide43_e.pdf
3) 石井 均．糖尿病医療学入門 こころと行動のガイドブック．医学書院；2011.

〈関根　理〉

section 3

患者さんの人生を支えるということ

● 緒言　患者さんが医療に求めるもの

一般に患者さんが医療に求めるものは，①正確な診断と適切な治療，②今抱えている疾患から発生する合併症・併存症や今後の人生においてかかりうる疾患の予防，③病を抱えて生きる生活や人生への支えの 3 つではないでしょうか．

今一度立ち止まって，私たち医療者の視座から「病（やまい）」というものを考えてみると，マクロの視点でもミクロの視点でも人体を詳細に観察することで正常を把握し，それとは異なるものを病として認識することで医学は発展しました．さらに現代では，治療対効果など未来を予測するような，およそ不確実な事柄に関しても統計学というサイエンス（科学）を駆使してエビデンスに基づく治療を行うなど，いつ，誰が，どこで，誰に対しても，概ね間違いのない医療を提供することができるようになりました．このように医学は科学的かつ論理的な思考を用いることで大昔の呪術から離れ発展してきましたので，もはや私たちは患者さんを診療する上で科学を切り離すことはできません．実際，糖尿病を例にとっても，HbA1c や腎機能といったさまざまなパラメータを頼りにして，患者さんの状態を数値化して客観視することで最適な治療を行っています．

一方，患者さんの視座から病を見渡すとどうでしょう．もちろん正確な診断と的確な治療，すなわち科学的な視点からの疾患の治療が大切であることは言うまでもありません．しかしそれだけではなく，患者さんは病を抱えて生きる生活や人生への支えも要求しているのではないでしょうか．人生はおよそ定量化とは無縁であるため，科学一辺倒では病を抱えつつ人生を歩んでいるヒトを診療することは完結できないでしょう．糖尿病のような慢性疾患を相手にするとき，このギャップが新たな問題となっているのです．今こそ，科学だけでなく，数値化できない患者さんの人生も含めて，患者さんの視座から病に向き合わなくてはなりません．

1 生きる意欲のない患者さんとの出会い

私がまだ研修医のころ，ある高齢男性にかかわったときのことです．彼は家族に勧められて病院を受診し入院しましたが，最低限の治療さえも拒否していました．

JCOPY 498-22306

病棟のカンファレンスでは，このままでは入院の意味がない，もう退院させようと話し合われました．その晩，ベッドサイドに行き，彼と話しました．彼が治療しようとしないのなら無理して治療する必要はないし，死に向かっていく覚悟ができているのならそれはそれでよいのではないかと考えていましたが，もちろん私は医療者ですから，もう少し治療しませんかと話を切り出しました．しばらく話をし，どちらからともなく，彼の人生についての話になりました．彼はもともと建築士で多くの建物を手がけてきたとのことです．彼の生きてきた年代から「戦後の焼け野原の東京を復興してきたんですね」と言ったことを覚えています．ああそうだったのか，人生やり遂げたのかと感じたのでした．翌朝，彼のベッドサイドに行くと「もういっぺん生きてみようと思う」とおっしゃいました．彼を動かしたのは何なんでしょうか．今でもわかりません．しかし，あの晩，私が患者さんを前にして心がけた唯一のことは，この患者さんを理解しようとしたことです．

今，私は糖尿病専門医の視座から糖尿病診療にあたっていますが，同時に患者さんと同じ地平に立って診療しようとしています．そのために日々心にとめて実践しようとしていることを解説したいと思います．

2 実践しようとしていること

1 Listen to the patient

恩師である平田幸正先生は，常々「Listen to the patient」，患者さんの語りをよく聴きなさいとおっしゃっていました．私が東京女子医科大学糖尿病センターに入局したときには平田先生はすでに退官されていましたが，退官されるとき，語りをしっかり聴けるようにと耳かきをプレゼントされたと先輩諸氏から聞いています．患者さんの語りを聴くとはどのようなことなのか，医師の心構えとして深く刻まれました．

2 語りの前提となる信頼関係を築く

例えば，嫁姑の問題，配偶者に対する悩みなど，人は大なり小なり常に悩みを抱えています．一見，疾患やその治療には直接には関係ないかもしれませんが，悩みやストレスから過食になったり，夜中に食べてしまったりといった生活習慣の問題になるとどうでしょう．たちまち私たちが対応すべき問題の一つに浮上します．私たちに話したところでその悩みは解決しないかもしれませんが，私たちに話すことで心の波が収まったり，自ら解決策を見出すこともあります．私たちが鏡になって傾聴することが大切です．

では，患者さんはどのような状況で話すのでしょうか．「さあ何でも話してください」と言っても話し出すわけではありません．普段から話を聴く姿勢をもって対応することで，患者さんは外側から薄皮をはがすように少しずつ話し，次第に核心に近づきます．お互いの努力で信頼関係を作っていくことが大切であると感じています．

3 聴くこと

心理臨床家の皆藤章先生は，「患者の語りを『傾聴する』とよく言われる．この場合の傾聴とは患者の語りの内容を理解しようと努めることではない．もちろん語りの内容は理解しなければならない．しかしそれは「聞く」ことで可能なのである．傾聴するとは，患者の語りの源にあって患者をそのように語らしめているこころの在りようを耳に傾けることなのである．」(糖尿病．2015；58 Suppl 1：S7 より）と指摘されます．例えば「死にたい」という言葉が発せられたとしましょう．心から死にたいという場合もあるかもしれませんが，「死にたいくらいつらい．それをわかって欲しい」という意味かもしれません．また，患者さんとの対話の中で，例えば「花」の話題や「バラ」の話題が出たとしましょう．言葉は記号ですので，「花」は花，「バラ」はバラと理解すればよいでしょう．しかし，患者さんが語る「花」や「バラ」という言葉には，色や香りや個人の思い出などさまざまなものが内包されています．その言葉を単なる記号ではなく，その背景や情感も含めてコンテクスト（文脈）として理解しなくてはなりません．

また，心理臨床家の東山弘子先生と，ある学会での事例発表を隣席で拝聴していたときのことです．ある事例で演者が「○○でとってもショックだったと言われ，私はなるほどと思いました」とのくだりがありました．すると，東山先生は「それじゃあかんなぁ」とつぶやかれます．どうして，患者さんの語りをよく聴いているじゃないですかと聞くと，東山先生は「ショックって言ってもいろいろあるでしょ．あんなショック？ こんなショック？ どんなショック？ て，その人のショックがわかるまで聴かんとプロじゃない」と教えてくださいました．

聴くことはとても大変です．「ただ聞いてるだけ」と言われかねない危険もはらんでいます．しかし，聴くことは患者さんの人生を想像する第一歩なのです．

4 共感（言葉や行動をジャッジしない）

話を聴いている途中で口を挟んだり，相手の言葉や行動を評価していませんか．「勧められて仕方なくお菓子を食べてしまった」と言われたときに，「結局食べると判断したのは自分だよね」と思ってしまうことはないですか．誰しも，自分を否定されると苦しくなります．たとえこちらが言葉を発しなくても，私たちが否定的な気持ちで聞いたということを患者さんは察知します．そして，否定されたと感じた瞬間から本心を語らなくなります．せっかく作ってきた信頼関係もまたやり直しです．相手の言葉を否定せずに（評価せずに）聴き続けることは重要です．相手の話は，それが事実として素直に受けとめつつ共感しながら聴き続けることが必要です．

5 自分の心と違ってはいけない

患者さんの語りを情感も含めて共感しつつ素直に聴き続けていても，何か腑に落ちないと感じることがありませんか．どうやらまだ真の共感ではないようです．自分の情感がまだ患者さんの語りとピタッと合っていないのかもしれません．1回の話では患者さんもすべてを語っていないこともあります．何年かかけてようやく核心にたどり着くこともあります．最後の最後に何か大事なピースがはまったときに，初めて全体像が見えて，真の共感に至ることができます．自分の心と違うときには根気強く聴き続けることが必要です．

6 適切な返し

患者さんが何かを語ったときに皆さんはどのように返しますか．どう返してよいかわからなくなったり，聴いたからには返さないといけないと困ったことはありませんか．心理臨床の先生からクライアントの発言に対してこちらが口を開くとき，「自然と口に出るときには言ってもよいが，悩んだときは言ってはいけない」と教えてもらいました．ベテランの心理臨床家はとても返しが上手です．適切な返しは患者さんの人生をぐっと前へ進めます．

また「返し」はリフレーミング（新しい枠組み，新しい解釈，新しい見方）と捉えたほうがぴったりくるかもしれません．事実は一つでも解釈は幾通りもできます．一つの出来事も別の光を当てれば別の見方ができる，違った解釈を示すことも返しの技術かもしれません．

7 Informed choice

糖尿病患者さんは言うことをきかないと聞いたことはないですか．また，患者さんの HbA1c が高いと「あなたの対応が悪い」と言われたことはないですか．実際に言われなくともそう言われかねないと感じたことはないですか．しかし，患者さんに提案（inform）はできますが，行動するかは本人の意思（choice）．HbA1c は高くても低くても，それは患者さんの選択なのです．自分が責任を負わなくてもよいと考えるとどうでしょう．自分の責任ではないとすると，患者さんに提案こそすれ無理強いすることは一切ありません．「私の提案を取り入れなさい！」と思うのはメディカル・ハラスメントかもしれません．ただし，間違えてはいけないのは，患者さんが私たちの提案を実行しないからといって，困った人だとあきらめたり，見放したりしてはいけません．患者さんが実行できそうな提案をし続けることが必要です．

8 患者さんの人生は患者さんのもの

患者さんも糖尿病患者という一面だけでなく，皆さんがそうであるように，いろいろな役割を演じながら自分の人生を精一杯生きています．たとえ私たちの価値観に合わないとしても，その人は人生というステージで一生懸命演技しています．1 カ月，2 カ月して定期受診の日を迎えると，ステージから舞台袖に帰ってきます．私たちはそこで待ち受けていて，本人から話を聴き，必要があれば体を治し，アドバイスをし，くるっと体を前へ向かせて背中をポンと押す，すると本人はまたステージに戻って自分を演じ始める．私たちはあくまで舞台袖で見守っている役割です．ステージでどのように演技するかはその人次第です．その人の人生はその人のもの，基本的人権を尊重しなければなりません．

9 信じて待つ

人はすべて健康への希求があると学びました．石井 均先生は信じて待つと言われます．私たちにとって信じて待つということはとてもしんどいことですが，その患者さんがどのように生きるかはその人次第．豊かな人生を描くために，また，余計な荷物を抱えなくて済むように，私たちは信じて待つしかないのかもしれません．

10 患者さんをトータルに診る

医学は科学ですから，私たち医療者は科学者の視座で疾患を診ることはとても大切ですし，いかなる時も忘れてはなりません．しかし，患者さんの視座から医療に求められるものは，疾患を診て欲しいだけではなく，私の（一人称としての）疾患を診て欲しい，そしてその病を抱えて生きているこの私を診て欲しいと願っているのではないでしょうか．そのためにも患者さんの生活を想像し，信条や人生観すべてを包括して患者さんを支援しようとする姿勢が大切と考えています．

● おわりに　施設全体で患者さんを支える姿勢

私のクリニックでは患者さんが実にさまざまなことを話されます．毎日小説が10編かけるくらいです．しかし，私一人が頑張っても患者さんは心を開くわけではありません．患者さんの診察は病院の門をくぐった時，受付をした時から始まり，会計をして病院を出るところまで続いています．そこで，当院では医療事務も含めて全スタッフによる事例検討という形式で，皆藤章先生や東山弘子先生にご指導いただいてきました．その結果，クリニック全体で患者さんの生活に心を配り，患者さんの人生を支える覚悟が醸成されつつあります．大きな病院では施設全体とはいかないでしょうが，一つひとつの小さなユニットでは可能かもしれません．患者さんが安心して素の自分でいられる環境を整えることが大切なことと感じています．

〈手納信一〉

section 4

病院のなかの，糖尿病のある人とのお話の場である談話室（以前は診療室と呼んでいました）

先日僕の糖尿病外来にて，1 型糖尿病のある 60 歳代の女性に「私，先生に出会って 20 年になったよ」と言われた．20 年もの間，1〜2 カ月間に一度必ず会って話をしてきた．外来の診察時間の限られた時間の中で，仕事のこと，家庭のこと，趣味のこと，彼女が子どもだった頃のこと，両親のこと，兄弟のこと，故郷のこと，同窓会のこと，メモをとっていたわけではないが彼女の話した内容は不思議と覚えている．そういえば糖尿病のことも話したはずだが，どんなことを話したのかあまり記憶にない．次は 30 歳代の女性が診察室に入ってきた．この方は自己管理ノート（自分で測定した血糖値を記載する手帳）を持参して，毎回表紙を上にして両手で僕に手渡してくれる．そのノートの表紙には黒いマジックで大きく「16」と書かれている．自己管理ノートは 1 冊で 1 年間分記録できるので 16 年目ということになる．糖尿病を発症したときはまだ 20 歳前だった，その時のことは今でもはっきりと覚えている，長い付き合いになったものだ．この方とはペットのこと，家庭のこと，兄弟のことの話題が多かった．どのような思いで「16」と書いたのかは聞けていない．その次の方は，80 歳になる 2 型糖尿病のある男性である．この方とは 25 年前，当時はサラリーマンをされているころに出会ったのだが，定年退職されてからの血糖管理は驚くほどによくなった．田畑の手入れ（農作業）のこと，釣りなどの趣味のこと，妻のことなど，今でも多くを語っていかれる．

僕は週に 5 日間，午前も午後も外来診療を行っている．長い付き合いの方も，まだお会いしてから数カ月間の方も居られる．僕の診察室には血圧計も聴診器も置いていない（必要な時には持ってきてもらう）．お話と言っても僕は最初に声がけするのと，途中で相槌を打つだけで，皆さんが自由に語っていかれる．実際には，僕は電子カルテモニターの前に座っているだけで，次回の来院希望日，希望するインスリン本数や物品の数，余っている内服薬の数，相談したいこと，困っていることなどは，僕を担当してくれている事務員さんと看護師さんが診察室に入られる前に個々伺って，A4 の紙に記入したものを僕の机の右手側にそっと置いてくれる．その後に左手側のドアから入ってみえた方々とお話するといった段取りで，だいたいうまく回っている．いや担当してくれている事務員さんと看護師さんがうまく回してくれている．右手のA4の紙に記載がある「余っている内服薬の数」が多いこともあるけれど，それに関して話題にのぼることはそれほどは多くない．話題にのぼらなければ，診察の最後に「それでは飲み薬は余っている分を考慮して次にお会いする日まで足りるように出しておきますね」と伝えるのにとどめておく．

そもそも糖尿病がある生活をするということは，いやはや大変なものである．誰しもが自分の生活のことに他人から首を突っ込まれたくない(意見されたくない)．とは言え，僕たち医療者は言葉を通じて何かを伝えてもらわないと，何もできない．糖尿病があることで何も困っていないのか，少々困っているのか，かなり困っているのか．困っていることはどんなことなのか．その解決方法はどこにあるのか，どこにもないのか．時が経てば変化するのか，変化しないのか．それを知るためには目の前の方とお話しないと始まらない．その方にとっての糖尿病を知ろうとするには，その糖尿病のある人自体がどのような人なのかを知らないとなかなかうまくいかない．もちろんその人すべてを理解することなど僕にはできないことは十分承知している．なぜならば僕自身のことですら，僕には十分に理解できていないからだ．まして僕ではない違う人格をもった他人を「知る」ことは，その方のほんの一部を「知る」にすぎないのだと考えている．その一部でも「知る」ために，趣味や生活から，出身地や生い立ちなどさまざまなことを聞いていき，見え隠れする感情の中の本音の部分を聞いていく．

ここで事例を紹介したい．Aさん，41歳の妊婦さん，妊娠27週に妊娠糖尿病を疑われて僕の初診外来に紹介された．身長160 cm，妊娠前体重82 kgと医学的には肥満であった．精査にて妊娠糖尿病と診断され，食後血糖値が基準を超えるため超速効型インスリンによる治療が開始された．当院における一般的な妊娠糖尿病治療では，毎食直前にインスリンを使用し，食後1時間の血糖値140 mg/dL以下を目標に，インスリンの量を調整していく．もちろん妊婦さんそれぞれの生活があるので，管理栄養士が聞き取りをしてその生活に即した治療を一緒に考え，時には助言も入れながら治療を進めていくのが通常である．

さて，Aさんを担当した管理栄養士の聞き取りから，Aさんは「1日の中で食事らしい食事は夕食だけです」「仕事前にコーヒーを飲んで，仕事中はお菓子を食べます」「仕事終わりの深夜に帰宅するのですが，帰りに購入してきたお惣菜を食べます．お肉や魚も好きですよ．揚げ物も好き．野菜？ ほとんど食べていないですよ」

と語られたとのことであった．Aさんは飲食チェーン店に勤務し閉店まで働く環境の中で休憩時間はまとまって取れないのだそうだ．中食が多くて自宅では調理をしないと語るAさんに，管理栄養士が好きな食べ物って何ですかと聞いてみたところ，「ご飯が大好きなので，妊娠前はご飯を3合食べていました」「回転寿司に行ったら，20皿くらい食べるかな」と語られた．1日に1食でご飯3合食される人は世の中にはそれほど多くないと思われる．

またAさんを担当した看護師の聞き取りから，Aさんは初産で「結婚後なかなか妊娠せず不妊治療に5年間通い，やっと授かったんです」「妊娠経過は順調って産科で言われていたので妊娠糖尿病で赤ちゃんに影響が出るかもって聞いたときはショックでした」「不妊治療でお金がたくさん必要でした，なので妊娠糖尿病の治療でまたお金がかかるのはとても不安です」と語り，経済的な面以外にも，初めての妊娠に対する自身の体調変化，胎児が順調に育っているのか不安，出産の不安，育児の不安など，さまざまな不安が語られた．

Aさんの治療経過では，1日に1食の生活であるため超速効型インスリンも1回だけ打つこととなり，食後1時間の血糖値を目標にするとインスリン量がどんどんと増えていった．また疲れていつの間にか就寝されてしまうこともあり，血糖値を測定できない日もたびたびあった．管理栄養士との相談では，食生活面を1食よりも2食や3食に変えられないかとの提案には「これまでずっとそうだったから難しいかなぁ」，食事内容を少し工夫して栄養バランスをよくしてみようかといった提案には「料理なんてしたことないし，無理だと思います」，せめて食事時間の変更の提案には「経済的に今のお店の仕事は辞められません，閉店まで働くのでご飯の時間は就寝前になっちゃうのは仕方がないかと思います」とのことであった．

外来通院は，予約日時にきちんと来られ，看護師が確認したところインスリン手技などの問題はなく，お腹にはインスリンの皮下注射痕もしっかり残っていた．

ここまでで，事例Aさんをまとめてみよう．不妊治療で授かった待望の妊娠，不安は大きいもののインスリン治療も受け入れ，頑張っている．一方，これまでの食習慣は僕たち医療者の見地からは血糖管理をするにはやや適していないと思わざるをえない習慣であるが，その食事に関しての習慣は変えることができないと言う．なぜだろう．Aさんにかかわっている医療スタッフみんなで話したが，とんとわからない．どのような理由があるのだろうか．

その不思議な点は，やはりAさんに聞いてみるしかない．まずは「食育」を聞いてみようということになった．Aさんの語りでは「子どものころから家で調理し

JCOPY 498-22306

た料理を食べたことがない」とのことであった．Aさんは3人きょうだいの真ん中，幼いころに両親が離婚し，母親が家を出て，父親一人で3人を育ててくれたとのこと．仕事帰りの父親が購入してくる惣菜などが毎日の夕食であり，時には帰りが遅くなることもあり，きょうだいはいつもお腹を空かせていた記憶だけが残っているとのことだった．

調理することを知らないというAさんの一部分が，わかっただけでも私たちは幾分も救われた気持ちになった．その後の外来ではAさんにとって「押し付け」にならないように「相談」を繰り返しながら，Aさんの頑張りをサポートして，無事に出産に至った．

Aさんの紹介は以上である．

僕の外来は，他の医師と同じく平均3〜7分間の診療時間である．糖尿病のある人が診察室に入ってくる仕草，座り方，目線を横目で見ながら，着席された後に僕が目を合わせた際の表情，話し方，目線が外れるタイミングなど，さまざまな角度から観察していても眼前の糖尿病のある人のことを知ることは難しい．時間も足りないが，僕の能力が足りていない．それを補ってくれているのは，看護師，管理栄養士，事務員などさまざまに糖尿病のある人にかかわるスタッフである．最近は臨床心理士にもかかわってもらうようになった．それぞれのスタッフも最初からベテランではなかった．「気持ちが理解できない」「本音が見えない」「どこまで深めてよいかわからない」「変化しないことへの疑問」「自分が苛立ってしまう」などの苦悩をスタッフ間で語り合う時間を幾度も設けた．御高名な講師に講演をいただいたり，事例検討の場に参加して学ばせていただいている．

以上が，外来での現状である．クリニックなどではこの外来の範囲で糖尿病のある人々とかかわることになるのだろう．しかし，当院は許可病床数311床の地域医療支援病院であり，地域災害拠点病院，第一種・第二種感染症指定医療機関などのさまざまな機能をもち，地域に貢献をしている．つまり外来のみならず，病棟もあれば，検査部門や放射線部門，事務部門，給食部門，薬剤部門，リハビリ部門など多くの部門がある．多くの糖尿病のある人が，毎日幅広い診療科に受診されており，また入院されている．多くのスタッフが毎日，糖尿病のある人々にかかわっているのである．とすれば糖尿病外来だけが特別な空間ではなく，当院全体が特別な空間にならないものだろうかとも考えている．当院のスタッフ（正職員）は2022

年8月の時点では産休などの長期休暇中の方を除くと493名であり，全員に「医療従事者が抱く糖尿病へのイメージについて」と題して36項目からなるアンケートをお願いした（岐阜赤十字病院倫理委員会承認番号：I22083104）．493名の内訳は，看護職245名，医師/研修医51名，検査部門19名，放射線部門13名，事務部門108名，給食部門27名，薬剤部門15名，リハビリ部門15名で，アンケート回収は485名（回収率98.4%）と多くのスタッフの回答を得た．その結果の一部を紹介したい．

「糖尿病を持つ人に対するイメージ」として，「医療従事者の助言を聞かないことが多いと思う」という問いには，“そう思わない”202名，“どちらとも言えない”133名に対して，“そう思う”は149名．「怠惰なところがあると思う」という問いには，“そう思わない”232名，“どちらとも言えない”155名に対して，“そう思う”は97名．「他の疾患の患者と比べて，自分の治療に無責任だと思う」という問いには，“そう思わない”278名，“どちらとも言えない”133名に対して，“そう思う”は72名であった．

一方で，「自分が糖尿病になったら」をイメージしてもらうと，「不幸だと思う」という問いには，“そう思わない”168名，“どちらとも言えない”109名に対して，“そう思う”は205名．「自分に腹が立つと思う」という問いには，“そう思わない”198名，“どちらとも言えない”124名に対して，“そう思う”は162名．「みじめだと思う」という問いには，“そう思わない”261名，“どちらとも言えない”125名に対して，“そう思う”は98名であった．

この結果を読者の皆さまはどのように感じられるだろうか．実際のアンケートでは，7段階に回答してもらっており，職種や経験年数，糖尿病の家族歴などの情報があるが，ここでは省略する．このアンケート結果をどのように解釈して，どのような活動につなげていけるのかが僕たちの次の課題となっている．

〈川地慎一〉

section 5

初診時の診察（熊倉医院の場合）

共感力？

私は医師国家試験合格後，患者さんの話をよく聴いて，気持ちを受け止めて診療することのできる医師を目指して頑張っていこうと意気揚々としていました．研修医の内科ローテーション消化器内科で末期がんをもつ方の担当となったときも病室によく行くようにしていました．研修医なので治療方針を決めるわけでもなく，状態の確認やよく話を聴くのが仕事でしたが，日に日に状態が悪くなり，本人も気弱な発言が多くなってきて，患者さんや家族の気持ち，予後を想像すると自分もだんだん苦しくなってきて，病室に向かうのが苦痛になってきました．そのような経験からがんを診察する科の医師には向いていないと思い，がんを診なくてよい糖尿病内科医になった経緯があります．今，考えれば私の共感は感情・情動的共感が強く，自他の区別がついておらず，他者の苦悩が自分の苦悩に感じてしまい共感疲労の状態となったことは理解できますが，その時は医師として本当に仕事ができるのかなと不安に感じていました．さらに糖尿病診療をしているとがんをもつ方も多くいて，がんを診ることに向いてないから診ないというわけにもいかなくなっています．

歴史・背景を知る（あなたはどういう人なのか知りたい），聴くこと，物語の準備

糖尿病診療で大切にしているのは初診時です．初めて受診し緊張している方を迎え入れるので挨拶，自己紹介をしっかりと行います．その後，病歴を念入りに聞いていきます．いつ，何がきっかけで血糖値が高いことを指摘されたのか，治療を行っていたのであれば，どこでどのような治療を行っていたのか，HbA1c はどれくらいであったのか，などの経過の確認を行います．糖尿病は症状がないことも多く，年齢にかかわらず「あれ？ いつから血糖値が高かったっけ？」と思い出せない方も多くいます．健診で言われたのか，子どもが何歳頃のときに言われたのか，退職後に言われたのか，などイベントと組み合わせて聞くと思い出せることが多くあります．

また糖尿病や治療についてどのように思っているのか，どのようなことに気をつけてきたのか，どのような経緯で当院を受診したのか，治療に期待することは何かを聞きます．

既往歴は幼少期から現在まで，内科的疾患からケガなども含め丁寧に聞き，家族歴も悪性腫瘍，脳疾患，心疾患，糖尿病，高血圧，脂質異常症，その他の疾患など一つひとつ確認します．

生活歴においてはアルコールに関しては何をどれくらい飲むのか，つまみは何をとるのか，喫煙に関しては1日の本数と期間の他に今後禁煙するつもりはあるのか，現在の職業や趣味は何か，運動習慣の有無はどうか，過度のストレスは抱えていないか，ストレス発散の方法は何か，家族構成，食事を作る人はだれかも聞きます．

その後，身体診察を行います．足の観察も行い，その際，128 Hz 音叉を使った振動覚，アキレス腱反射，足背動脈の触知の有無も確認します．患者さんに「今まで聴診，触診などの診察は受けたことがなかった」と言われる方がいます．普段の外来だと聴診くらいしかできませんが，初診時は全身の診察を丁寧に行うようにしています．実際に触れて診察することは，医療者-患者関係の形成にも重要だと思っています．

ここまでの問診，診察はその人の歴史を共有するプロセスとなります．部活の剣道でしごかれて足の骨折をしたとか，高校生のとき父親が突然死したとか，仕事のストレスで血圧が上がったとか，結婚してから太ったとか……．病気，ケガに沿って既往歴・家族歴を聴く中でその人の歴史，環境や背景，考えがわかってきます．今後，治療を継続していく中でその人の話を聴いて物語を紡いでいくことが始まります．物語は初診時にすべて話をしてくれるわけはなく，時間をかけて作られていく信頼関係（ラポールの形成）によって少しずつ話は積み重ねられていきます．その基本となる情報を初診時に細かく聞くことは本人を理解するためにとても貴重な時間となります．

糖尿病についての情報を提供する（あなたは糖尿病についてどれだけ知っているのか知りたい）

次に紙に書きながら一般的な糖尿病の話をします．糖尿病，高血圧，脂質異常症，喫煙，肥満，ストレス，加齢，遺伝，性差，閉経と大血管障害の関係について，糖尿病網膜症，腎症，神経障害，歯周病などの合併症や併存症について説明します．HbA1c とはどのようなものか？ よい血糖値とはどれくらいなのか？ 尿タン

JCOPY 498-22306

パク，尿アルブミンの測定の意味は何か？ eGFRとは何か？ 目標の数値はどれくらいなのか？ を明確にします．

一般的な情報を提供したあと，本人の身体所見，検査データを踏まえ，自身の病期がどの位置にいるのかを説明します．網膜症，腎症，神経症のそれぞれの状態のほかに，baPWV（脈波伝播速度）やABI（足関節上腕血圧比）の検査結果，狭心症などの既往から動脈硬化の進行度などを説明します．一方的な説明ではなく，質問はその都度受け，理解の確認をしつつ話を進めます．この時点で糖尿病以外の病気の説明を求められることもあります．その時はわかる範囲で説明を行い，患者さん自身が自分の病気の理解を深めることの手助けを行います．

糖尿病は症状が出ないことが多く，病気であることを自覚しにくいことが治療を難しくします．今の自分の体の状態を実感できなくても，少なくとも頭で理解しておくことが重要と考えています．初めの説明で本人がすべて理解できなくても，病気を受け入れたときに“そうだったのか”と合点がいくと思われます．

ここまでの過程は医師だけが行うのではなく，CDEJ（日本糖尿病療養指導士），LCDE（地域糖尿病療養指導士）の看護師が協力して行っています．そして医師は治療方針を決める前に本人にこれらの情報の確認を行います．私たち医療者側は「あなたが今までどのような病気をして，どのような背景があり，病気についての思いや治療に対してはこのようにしたいと思っている」と理解していますが合っていますか？ とここまで理解したことの共有をしています．ここまで話をするのに1時間くらいかかります．他の患者さんの予約を入れず初診枠として本人のための時間を作ります．

今後の治療方針について相談する（待つこと）

医療者が本人の背景を理解し，患者さんが現在の自分の状態をしっかり把握した時点で今後の治療方針の話をします．その際，治療に対する本人の心の位置を聴きます．ここで言う心の位置とは変化ステージモデルの前熟考期，熟考期，準備期，行動期，維持期のことです．食事療法，運動療法，薬物治療のそれぞれについて心の位置を確認していきます．運動は定期的に行っている（維持期）が，わかっちゃいるけど間食はやめられない（熟考期），薬は絶対飲みたくありません（前熟考期）などステージがそれぞれ違うことはしばしば経験します．行動変化が始まるまで（準備期以前）は，①問題を意識化すること，②感情に気づくこと，③自分や環境との関係を見直すこと，④決断すること，など考え方や感情の変化を促進する技法が有効であり，行動の開始（行動期）以後は，①再発のきっかけとなるものを避ける（刺激統御），②望ましい行動をしたときは褒美（強化制御）など「行動学的方法」が役立つ[1]ことが知られています．それらを踏まえ，それぞれのステージに合わせて本人のできそうなところからアプローチして治療をスタートしていきます．特に熟考期の方は“糖尿病の治療は必要なのはわかるけどインスリン注射はできない”などアンビバレントの状態で心が揺れ動いています．そのようなときは本人の思い，感情，考えを語ってもらい，本人が納得して決定するのを待ちます．

定期受診の際に聴くこと

治療が開始され定期外来受診した際にはBATHE法をベースとした質問を行います．BATHEとは，初めに患者さんに起きていること，背景（Background）を確認し，それに対して起こる感情（Affect）を聴きます．その中で最も悩んでいること（Trouble），その現状をどのように解釈しているかを明らかにし，その問題に対する自分なりの対処法（Handling）を確認します．そして最後に医療者が患者さんの状況を理解したことを伝え，その本人の対処の仕方は正当であることを認め共感（Empathy）する手法[2]です．糖尿病の診療においては，最近の調子はどうですか？ と尋ね，患者さんの答えはそれぞれですが，その時に気になっていることを話されます．仕事が忙しい，両親の介護が大変，がんになってしまって心配など……．糖尿病をもつ人は糖尿病のことだけ考えて生活しているわけではないので，その人が今，一番気になっていることは何なのか，また糖尿病治療をどれだけの割合で気にしているのかを探ります．

次は採血結果のデータ，血糖値やHbA1cの値を見てどう思いますか？ と尋ね，本人がその数値をどのように評価しているのか，また次回までに生活面でできそうなことは何か，治療の強化についてどのように思っているかを聴きます．それらを踏まえ，医療者側の意見を伝え，さらにそれに対する本人の意見を聴いて治療の方針を決めます．医療者が治療を一緒にサポートしていくことを基本とする“治療同盟therapeutic alliance”を構築して，患者さんの考えを中心に据えて，相談によって治療法を組み立てていきます．相談の中で患者さんと医療者の意見がぶつかることがあります．これはお互いが重きを置いている価値観の相違があることを示しています．価値観は個人の関心に基づいて決まるものなので，どちらかが絶対正しいというものではありません．相手は相手なりの価値観に基づいて意見を言っているのだなと認めること（構造構成主義[3]）で共通了解を得られると思います．そして

できない目標は立てないことを伝えています．小さな成功体験の積み重ねが自信につながるので自分ができそうなこと，達成できる目標を立ていくようにしています．100点は目指さず70点くらいでいきましょうと声をかけると気持ちが和らぐようです．

スタッフに感謝する

患者さんとの治療同盟は医師だけではできないと思っています．同じ方向を向いて治療をしてくれるスタッフとの共同作業が必要です．そのためにはスタッフにも医師の治療に対する思い，考えを聴いてもらい，聴く力，待つ力，共感力を共に高めていく必要があります．一緒に勉強して働いてくれるスタッフにいつも感謝しています．

患者さんのことば

小児期発症の2型糖尿病の方で，両親から虐待を受け治療を受けさせてもらえず，失明をして盲導犬と共に生活をしている40歳代の女性の言葉です．盲導犬を連れているから診察を断られることが多いし，治療してもよくならないから診察は受けないでインスリンだけ他院でもらっていた．盲導犬の病気で介抱していたときに“この子を残して私は死ねない”と思い，勇気を振り絞って当院を受診した．受診時に話を聴いてもらえることで安心して治療を頑張ろうと思える．体重のリバウンドをしたときでも「こんなときもあるし大丈夫」と言ってもらえたり，改善策も一緒に考えてくれるから自分を追い込みすぎずに頑張れる．治療が楽しいと語ってくれました[4]．

● さいごに――診療は愛だ！

行動変化にかかわるときの医療者の基本姿勢（医療者-患者関係）を石井[5]は，

① 強制して人の行動を変えることはできない．私たちにできることは変化を援助することである．(Therapeutic Alliance)

② 患者は自分でやることを決定し，それによって生じる問題を解決する力を持っている．(Autonomy)

③ 患者がそうできるように，必要な情報を提供し，適切な決定ができるように援助する必要がある．(Shared Decision Making)

④ よく聴くことによって，お互いの考え方を理解するチャンスが生まれる．

(Listening, Empathy)

と言っています．

これらの基本姿勢で患者さんと接し，「糖尿病をもちつつ豊かな生活を送る」という希望に向かって共に歩んでいく，安心して受診できる場所であるように努力していきたいと思っています．診療は愛だ！

◆ 文献

1) 石井 均．糖尿病医療学入門 こころと行動のガイドブック．医学書院；2011．p.100.
2) 生坂政臣，監訳．外来診療によく効く BATHE 法．メディカルサイエンスインターナショナル：2020．p.5.
3) 加藤 温．診察室の陰性感情．金芳堂；2021．p.177.
4) 福島琴美，他．スティグマのなかを生きてきた盲導犬とともに来院した患者．糖尿病医療学．2023；9：80-1.
5) 石井 均．医療現場の共感力．金芳堂；2023．p.8.

〈熊倉　淳〉

索引

欧文

あ行

か行

さ行

た行

な行

は行

ま行

や行

ら行

糖尿病のある人（person with diabetes）の診かた

©

発　　行　2025年3月31日　　1版1刷

編 著 者　寺内康夫

発 行 者　株式会社　中外医学社
　　　　　代表取締役　青木　滋

〒162-0805　東京都新宿区矢来町62
電　話　03-3268-2701(代)
振替口座　00190-1-98814番

印刷・製本/横山印刷(株)　〈SK・AK〉
ISBN978-4-498-22306-6　Printed in Japan